DE L'INTERVENTION CHIRURGICALE

DANS LA

PÉRITONITE TUBERCULEUSE

ÉTUDE CRITIQUE ET STATISTIQUE

PAR

Le Docteur Gabriel MAURANGE

Ancien Interne des Hôpitaux de Bordeaux
Membre titulaire de la Société d'Anatomie et de Physiologie de Bordeaux
Membre correspondant de la Société Anatomique de Paris

PARIS
G. STEINHEIL, ÉDITEUR
2, RUE CASIMIR-DELAVIGNE, 2

1889

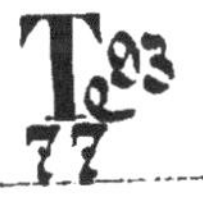

DE L'INTERVENTION CHIRURGICALE

DANS LA

PÉRITONITE TUBERCULEUSE

ÉTUDE CRITIQUE ET STATISTIQUE

PAR

Le Docteur Gabriel MAURANGE

Ancien Interne des Hôpitaux de Bordeaux
Membre titulaire de la Société d'Anatomie et de Physiologie de Bordeaux
Membre correspondant de la Société Anatomique de Paris

PARIS
G. STEINHEIL, ÉDITEUR
2, RUE CASIMIR-DELAVIGNE, 2

1889

A TOUS LES MIENS

A M. LE DOCTEUR T. PIÉCHAUD

Professeur agrégé de la Faculté de médecine de Bordeaux
Chargé d'un Cours de Clinique chirurgicale des Maladies des Enfants.

DE L'INTERVENTION CHIRURGICALE

DANS LA

PÉRITONITE TUBERCULEUSE

ÉTUDE CRITIQUE ET STATISTIQUE

INTRODUCTION

Le traitement chirurgical de la péritonite tuberculeuse est une des questions le plus à l'ordre du jour. Quelques faits, que nous avons eu l'occasion d'observer dans le cours de notre internat à Bordeaux, nous ont décidé à faire sur ce sujet une étude d'ensemble.

Notre travail n'a pas la prétention d'édifier des théories, ou d'émettre des hypothèses. Notre but est plus modeste. Nous nous en sommes tenu à la stricte interprétation des faits et nous nous sommes simplement efforcé de « mettre la question au point ». Nous nous estimerons satisfait si nous y avons réussi.

C'est en effet dans ces principes que notre éducation chirurgicale a été faite par nos maîtres bordelais parmi lesquels nous sommes heureux de citer ici en première ligne, M. le professeur Lanelongue et M. le professeur agrégé Piéchaud. Ce dernier surtout a droit à toute notre reconnaissance pour la sollicitude constante dont il nous a entouré pendant le cours de nos études, le dévouement sans bornes, avec lequel il nous a aidé, protégé et soutenu dans toutes les circonstances difficiles de notre vie. Nous le prions d'accepter ici le témoignage public de notre vive et sincère gratitude.

Mes amis et mes camarades d'internat, parmi lesquels e citerai particulièrement MM. les Drs Phélippot et Lamarque, chefs de clinique chirurgicale, Braquehaye et Lacaze, ont pris une large part à ce travail. Ce dernier surtout par sa connaissance approfondie de la langue anglaise et son extrême obligeance, m'a rendu les plus grands services. Je les prie d'agréer mes plus sincères remerciements.

M. le professeur Demons qui, avec une grande bienveillance, a mis à ma disposition trois observations inédites, et M. le professeur Petit (de Rennes) ont également droit à ma reconnaissance : je suis heureux de la leur témoigner ici.

Enfin, je ne saurais trop remercier M. le professeur Guyon, pour la bienveillante courtoisie, avec laquelle il m'a fait l'honneur d'accepter la présidence de ma thèse.

CHAPITRE PREMIER

Statistique.

Les faits de péritonites tuberculeuses traitées, accidentellement ou non, par la laparotomie, se sont multipliés dans ces derniers temps. Nous avons réuni dans le présent chapitre la plupart de ceux qui ont été publiés dans la littérature médicale française et étrangère. Nous n'avons cependant pas la prétention de regarder notre statistique comme *absolument* complète : on trouvera dans notre index bibliographique, quelques rares observations écrites en langue danoise, hongroise ou même italienne, dont il ne nous a pas été possible de nous procurer les textes ; mais nous pensons que les soixante et onze cas que nous avons rassemblés constituent un ensemble suffisant pour juger le point qui fait l'objet de ce travail.

Observation I

Spencer Wells, cité par Kuemmel. Traduction inédite.

Dès 1862 Spencer Wells fit la laparotomie pour une ascite provoquée par une péritonite tuberculeuse, pensant avoir affaire à une tumeur de l'ovaire. On évacua le liquide, la malade guérit. Elle vivait encore dix ans après, au moment de la relation de l'observation, sans que l'ascite se fût jamais reproduite. Kümmel ajoute qu'à l'heure où il écrit son mémoire, soit 25 ans après, la malade est encore en bonne santé.

Observation II

Dohrn, cité par Kuemmel. Traduction inédite.

Dohrn fit en 1878 une laparotomie chez une petite fille de quatre ans pour un kyste de l'ovaire, après avoir constaté une reproduction rapide du liquide à la suite d'une ponction. Il se trouva en présence d'une péritonite tuberculeuse diffuse. Évacuation la plus complète du liquide. En 1879 il n'y avait pas eu de retour de l'ascite. État général de l'enfant satisfaisant.

Observation III

Naumann, cité par Truc.

Femme de 23 ans. Ventre augmente progressivement de volume depuis deux ans. Ascite colossale. Respiration très difficile. Petite incision ; évacuation d'une grande quantité de liquide. Péritoine pariétal et viscéral recouvert de granulations sans grosse tumeur.

Toilette du péritoine à l'acide phénique sans emploi d'iodoforme. Suture et pansement de Lister. Consécutivement fièvre et diarrhée. Mort le sixième jour (septicémie, Kümmel). Pas d'autopsie.

Observation IV

Naumann, cité par Truc.

Femme de 56 ans. Depuis un mois, faiblesse, ventre tuméfié. L'incision abdominale montre un péritoine couvert de tubercules miliaires. Pas de lavage. Fièvre légère. On change plusieurs fois le pansement. Quelques jours après vomissements. Sensibilité du ventre. Mort le quatorzième jour après l'opération. (septicémie ?... Kümmel). — Autopsie, péritoine dépoli, parsemé de tubercules.

Observation V

Naumann, cité par Truc.

Femme de 40 ans. Malade depuis quatorze jours. Tumeur fluctuante, mobile, du volume de la tête, à parois unies et dont le diagnostic est impossible. Incision de trois pouces. On arrive dans une cavité bien limitée, remplie de sérosité claire et dont les parois sont constituées par des intestins agglutinés et le grand épiploon tuberculeux. Toilette de la cavité avec des éponges phéniquées, sans iodoforme. Guérison par première intention sans réaction. Sort. Un an et demi après guérison parfaite.

Observation VI

Naumann, cité par Kuemmel. Traduction inédite.

Kümmel (*loc. cit.*) cite un quatrième cas de Naumann terminé par guérison. C'est le premier de cet auteur ; il remonte à 1878. Mais le diagnostic n'est pas absolument certain et les suites éloignées de l'opération ne sont pas connues.

Observation VII

Lindfors, cité par Kuemmel. Traduction inédite.

Une jeune servante de 18 ans, entre à l'hôpital pour une tumeur de l'abdomen dont le début remonte à six mois. Lindfors pose le diagnostic de kyste de l'ovaire et, au mois de juin 1883, fait la laparotomie avec les précautions antiseptiques de Lister. Le péritoine est couvert de quelques granulations miliaires, les intestins sont agglutinés. Évacuation de l'ascite enkystée. Toilette complète. Guérison longue ; la malade sort quelques mois après, sans récidive de son ascite. D'après des informations ultérieures, son état est demeuré satisfaisant : elle peut parfaitement travailler.

Observation VIII

HEGAR, cité par KUEMMEL. Traduction inédite.

Hegar fit une castration le 22 janvier 1880 à une femme qu'il soupçonnait atteinte de tuberculose génitale. Dans la cavité abdominale outre un litre de sérosité louche, on trouva tout le péritoine autant qu'on pût s'en assurer les trompes et les ligament larges couverts de petites granulations grises. Quatre ans après la malade était dans un état excellent, et le liquide de la cavité péritonéale ne s'était pas reproduit.

Observation IX

HEGAR, cité par KUEMMEL. Traduction inédite.

Un autre cas de Hegar se rapporte à une femme de 32 ans, infectée vraisemblablement lors de son accouchement. Elle remarqua que son ventre augmentait de volume et s'accroissait lentement. Symptômes évidents d'une collection liquide libre dans l'abdomen. Laparotomie en janvier 1886. Évacuation de cinq à six litres d'un liquide d'une coloration légèrement hématique. Le péritoine pariétal et viscéral est couvert de nombreuses granulations. Tous les points malades sont saupoudrés d'iodoforme ; suites opératoires simples. La malade quitte la clinique avec un état général très amélioré. En juin on peut constater la généralisation pulmonaire, sans que l'ascite se soit reproduite.

Observation X

Koenig, cité par Kuemmel et Truc. Traduction nouvelle.

Une femme jusqu'ici bien portante, se met à maigrir rapidement, en même temps qu'elle voit son ventre augmenter de volume. On posa le diagnostic de tumeur ovarienne ou d'ascite. Laparotomie : tuberculose péritonéale, production kystique formée par des fausses membranes.

Lavage à l'acide phénique et pansement à l'iodoforme. Guérison par première intention. Quelques semaines après la fièvre avait disparu et l'ascite ne s'était pas reproduite. Le diagnostic avait été confirmé par l'examen microscopique.

Observation XI

Koenig, cité par Truc.

Femme de 30 ans, trois enfants. Bonne santé habituelle. Depuis six mois le ventre devient dur et volumineux. Tumeur fluctuante du pubis à l'ombilic. Les intestins et l'utérus sont refoulés en arrière. A droite de la matrice, tumeur du volume d'une pomme, présentant la même fluctuation que le reste de l'abdomen. Incision médiane conduisant sur une cavité remplie de liquide louche et tapissée par une membrane. Lavages phéniqués. Iodoforme. Suture abdominale, drain. Celui-ci laisse écouler un peu de pus. Guérison définitive. Un an après pleurésie. Deux ans après, bonne santé.

Observation XII

Koenig, cité par Kuemmel. Traduction inédite.

Chez une jeune fille de 26 ans, scrofuleuse, se développait depuis trois ans une tumeur douloureuse, dans le côté droit du ventre. Cette tumeur fut prise pour un rein tuberculeux. Après la laparotomie on se trouva en présence d'une tumeur tuberculeuse du côlon avec tuberculose diffuse de la séreuse péritonéale. Ce diagnostic fut confirmé par des recherches ultérieures. L'opération fut faite en octobre 1881 sans dommage pour la malade : en mars 1882, elle mourait de tuberculose généralisée.

Observation XIII

Koenig, cité par Truc.

Jeune fille de 23 ans ; antécédents tuberculeux, mais jouissant d'une assez bonne santé. Elle vit son ventre grossir progressivement. Un médecin trouva une tumeur fluctuante, dure, du volume d'un œuf, au-dessus du ligament de Poupart, à droite.

König constata un ventre souple, mais à gauche une tumeur élastique, du volume du poing d'un enfant. Par le toucher rectal et vaginal, il peut se rendre compte de la tumeur et de plusieurs autres plus petites. Les douleurs ultérieures font faire une incision exploratrice.

Le péritoine ouvert, on vit s'écouler un liquide séreux, trouble, contenant des flocons fibrineux. Les anses intestinales, le péritoine, l'épiploon, présentaient de nombreuses granulations miliaires ; anses agglutinées par des fausses membranes délimitant des espaces remplis de liquide.

En face de ces constatations on s'abstient de manœuvres multiples. On résèque un lambeau épiploïque, présentant le plus de granulations. Le péritoine fut nettoyé, saupoudré d'iodoforme et l'abdomen fermé. Guérison en trois semaines, sans incidents. Au bout de quatre mois la malade était plus forte. Plus tard la santé parut s'améliorer encore.

Observation XIV

J. Homans, cité par Kuemmel. Traduction inédite.

Homans fit une incision exploratrice chez une de ses malades pour laquelle il n'avait pas porté de diagnostic ferme. Il trouva une cavité tapissée de fausses membranes, qui recouvrait complètement le foie ; les intestins étaient farcis de nombreux tubercules. Drainage. Amélioration essentielle dans l'état de la malade, qui persistait encore cinq mois après ; la fistule formée par le drain n'était pas encore fermée.

Observation XV

Boerner, cité par Kuemmel. Traduction inédite.

Jeune fille de 17 ans, issue de parents tuberculeux : depuis six mois développement anormal de l'abdomen. Diagnostic : kyste de l'ovaire ou exsudat ascitique enkysté. Laparotomie dans l'été de 1886. Péritonite tuberculeuse type. Lavage avec une solution de sublimé. Sutures. En janvier 1887 (au moment où l'auteur écrit) l'état de la jeune fille est des plus satisfaisants. Sa santé générale est essentiellement améliorée, l'ascite ne s'est pas reproduite.

Observation XVI

Poten, cité par Kuemmel. Traduction inédite.

Femme de 29 ans jusque-là bien portante. Depuis un an et demi qu'elle est accouchée, ses jambes enflent et son ventre grossit. Comme aucun diagnostic raisonnable n'était possible, au mois de décembre 1885, à la Maternité de Hanovre, on soumit la malade à une laparotomie exploratrice. Le péritoine et la masse intestinale elle-même sont trouvés criblés de nombreuses granulations miliaires. On évacua de la cavité abdominale les trois quarts d'un seau d'une sérosité jaunâtre. Un examen minutieux permit de constater dans un fragment du péritoine excisé, quelques bacilles tuberculeux.

N. B. — Le résultat de l'opération n'est pas indiqué, dans l'auteur allemand : néanmoins, il a été satisfaisant si l'on en croit le titre de la communication de Poten, publiée dans la *Pittsburg med. rev.*, 1886-1887, t. 1, page 91 : A case of tuberculosis of the peritoneum CURED by la parotomy. — Nous n'avons pu nous procurer le numéro du journal en question ni à Bordeaux, ni à Paris, et c'est pourquoi nous ne pouvons être plus affirmatif. (Note de l'auteur.)

OBSERVATION XVII

SCHWARZ, cité par KUEMMEL. Traduction inédite.

Schwarz rapporte brièvement un cas observé à la clinique de Billroth. Une incision exploratrice fut faite dans le courant de l'été 1884 chez une femme de 29 ans. Elle était atteinte de péritonite tuberculeuse, ainsi que le microscope l'a démontré. La malade était regardée comme guérie au mois de février 1887.

OBSERVATION XVIII

SCHWARZ, cité par KUEMMEL. Traduction inédite.

Femme de 29 ans, issue d'une famille saine, avait eu deux hémoptysies antérieures. Elle s'aperçoit depuis quelque temps que son ventre grossit. En proie à la fièvre et à la misère physiologique, elle vient à la clinique gynécologique avec le diagnostic de tumeur ovarienne. D'emblée on la regarda comme atteinte de tuberculose génitale et en raison de son état misérable on lui fit la paracentèse. La ponction donna issue à 12 litres de sérosité. Le liquide se reproduisit rapidement et on se décida à faire la laparotomie. Le péritoine pariétal et viscéral est couvert de granulations. Toilette de la cavité abdominale avec des compresses de gaze iodoformée. La malade dont la température était de 39°,5 avant l'opération, n'eut plus de fièvre dès le jour suivant. Trois semaines après elle quittait le lit. L'ascite ne s'était pas reproduite.

Observation XIX

Frommel, cité par Kuemmel. Traduction inédite.

Frommel fait en 1884 la laparotomie à une malade chez laquelle il avait porté le diagnostic de kyste de l'ovaire, et cela parce que l'extrémité inférieure de l'épiploon se confondait avec le fond de l'utérus et en imposait ainsi pour le pédicule d'une tumeur. A l'ouverture de la cavité abdominale, il se trouva que le péritoine était couvert de nombreuses granulations tuberculeuses ; ascite enkystée. Frommel se borna à évacuer le liquide et à saupoudrer la cavité péritonéale avec de l'iodoforme.

La malade s'est rétablie rapidement et elle a depuis engraissé de onze livres. Du côté du péritoine il n'y a eu aucune poussée nouvelle.

Observation XX

Frommel, cité par Kuemmel. Traduction inédite.

Frommel eut l'occasion d'intervenir dans des circonstances analogues pour un second cas qu'il opéra deux mois plus tard. Il s'agissait d'une ascite provoquée par une tumeur ovarique de petit volume, située à gauche. La laparotomie permit de constater une tuberculose péritonéale généralisée. (Le diagnstic fut confirmé dans la suite par l'examen d'un fragment du tissu pathologique enlevé au cours de l'opération.) La cavité abdominale fut saupoudrée à fond avec de l'iodoforme. Jusqu'au moment de la communication de cet auteur, le liquide ne s'était pas reproduit. La malade qui avant l'opération avait de la fièvre, en fut débarrassée complètement dans la suite.

Observation XXI

Hirschberg, cité par Kuemmel. Traduction inédite.

Hirschberg présente en parallèle avec la communication de Frommel un cas de péritonite tuberculeuse. La laparotomie exploratrice permet de constater sur le péritoine pariétal et viscéral des granulations tuberculeuses très confluentes, de la grosseur d'une lentille à celle d'un pois. Comme désinfectant on employa une solution de sublimé. Huit mois après la malade mourait de phtisie pulmonaire : à l'autopsie le péritoine était net et on ne trouvait plus trace des nombreuses granulations que l'on avait autrefois constatées.

Observation XXII

Ahlfeld, cité par Kuemmel. Traduction inédite.

Ahlfeld rapporte un cas où, dans le cours de l'exécution d'une opération de Freund, on trouva tout le péritoine couvert de granulations, qui sur le moment furent regardées comme cancéreuses. A l'autopsie, qui eut lieu un an et demi après, le péritoine était complètement uni et il ne restait plus trace de granulations.

Observation XXIII

Meinert, citée par Kuemmel. Traduction inédite.

Meinert ponctionna une ascite chez une petite fille de 2 ans et demi : comme un an 1/2 après, il y avait récidive, une laparotomie exploratrice permit de constater la tuberculose du péritoine et de la trompe. Quelques mois plus tard la petite malade mourait de méningite tuberculeuse, sans aucune altération pulmonaire.

Observation XXIV

Graefe, cité par Kuemmel. Traduction inédite.

Graefe rapporte un cas de péritonite tuberculeuse, pour lequel Schröder fit la laparotomie. On mit une grande quantité d'iodoforme dans la cavité abdominale. La malade se remit d'une façon remarquable et ne présenta plus dans la suite de signe de péritonite.

Observation XXVI

Martin, cité par Kuemmel. Traduction inédite.

Martin a obtenu deux résultats favorables dans deux cas de péritonite tuberculeuse traités par la laparotomie et l'emploi de la solution phéniquée.

Observation XXVII

Battlehner, cité par Kuemmel. Traduction inédite.

Cet auteur fit il y a deux ans une laparotomie pour un kyste de l'ovaire. Il se trouva avoir affaire à une ascite enkystée. Les intestins et le péritoine pariétal étaient farcis de nombreuses granulations de très petit volume. Le diagnostic de péritonite tuberculeuse fut porté, mais il n'y eut pas d'examen microscopique. On se contenta d'évacuer l'ascite et de suturer la paroi. La malade était bien portante au moment où l'observation a été communiquée (1886).

Observation XXVIII (?)

Olshausen, cité par Kuemmel. Traduction inédite.

Olshausen a eu l'occasion d'observer une série de péritonites tuberculeuses dont quelques-unes remontaient à dix ans. La plupart du temps le diagnostic fut confirmé par l'examen microscopique (granulations tuberculeuses et bacilles de Koch). Il n'a jamais employé l'iodoforme après la laparotomie. Le plus souvent l'ascite ne s'est pas reproduite.

Observation XXIX

Von Saexinger, cité par Kuemmel. Traduction inédite.

Von Säxinger fit la laparotomie pour un prétendu kyste de l'ovaire chez une femme de quarante ans qui avait une affection catarrhale du sommet du poumon droit. A l'ouverture du ventre on se trouva en présence d'une ascite considérable et d'une tuberculisation énorme de tout le péritoine. Évacuation du liquide et suture. Six mois après, pas la moindre trace d'ascite; le catarrhe pulmonaire a diminué, la malade a engraissé de plusieurs livres.

Observation XXX

Hofmokl, cité par Kuemmel. Traduction inédite.

Hofmokl (?) dans le but d'éclaircir un diagnostic douteux fit une ponction exploratrice chez une jeune fille de 17 ans qui huit mois auparavant était encore bien portante. Il évacua six litres de liquide et put sentir à travers la paroi une tumeur manifeste grosse comme le poing d'un enfant. Laparotomie. Péritonite tuberculeuse type démontrée par l'examen microscopique. Réunion par première intention. La malade eut une amélioration notable tout d'abord, mais mourut six mois après. A l'autopsie il n'y avait pas de reproduction notable du liquide.

Observation XXXI

Von Preuss-Bilin, cité par Kuemmel. Traduction inédite.

Ce chirurgien cite le cas d'une femme de 36 ans qui jusqu'à deux ans auparavant était fort bien portante. Elle commença à maigrir beaucoup à cette époque et peu à peu son ventre augmentait de volume, devenait douloureux en même temps que des diarrhées fréquentes s'établissaient. Von Preuss-Bilin porta le diagnostic de kyste de l'ovaire. Laparotomie. Tuberculose péritonéale de moyenne intensité avec liquide ascitique clair, et fines granulations disséminées sur les intestins et la séreuse. Seize jours après elle était considérée comme guérie. Plus tard elle commença à engraisser. Mais au bout de six mois elle mourut de tuberculose intestinale sans récidive de l'ascite.

Observations XXXII, XXXIII et XXXIV

Esmarch, cité par Kuemmel. Traduction inédite.

Trois cas suivis de guérison, cités par Esmarch dans la discussion qui s'engagea à la suite de la communication qui précède. Le diagnostic fut fait une seule fois avant l'opération : dans les deux autres cas la forme enkystée de l'épanchement fit penser à une tumeur ovarique. Chaque fois on constata dans les fragments enlevés la présence de granulations tuberculeuses et de bacilles de Koch.

Oservations XXXV et XXXVI

Mikulicz, cité par Kuemmel. Traduction inédite.

Mikulicz a observé deux cas de péritonite tuberculeuse. L'un des deux sujets opéré il y a trois ans est encore en pleine santé, l'autre a succombé dans le marasme trois mois après l'opération.

Observation XXXVII

Wagner, cité par Kuemmel. Traduction inédite.

Wagner a opéré il y a deux ans et demi une jeune fille de 18 ans, chez laquelle il trouva de la péritonite tuberculeuse au lieu du kyste ovarique qu'il avait diagnostiqué. Elle est encore maintenant fort bien portante.

Observation XXXVIII

Kappeler, cité par Kuemmel. Traduction inédite.

Madeleine M..., 44 ans, entre à l'hôpital le 30 septembre 1879. Elle s'est toujours bien portée et n'a notamment présenté aucun symptôme pathologique du côté des poumons. Sa mère est morte phtisique.

La malade a eu quatre grossesses, la dernière remonte à vingt semaines. Le ventre est resté gros depuis ce dernier accouchement et augmente tous les jours de volume. Il n'y a pas de douleurs, à peine une sensation de pesanteur et de tension dans l'abdomen. Menstruation régulière.

État actuel. — Pâleur très marquée, amaigrissement notable, sans œdème. Thorax allongé et grêle ; sonorité normale dans tous les points. Murmure vésiculaire sans râles, matité cardiaque peu étendue, bruits normaux. Élévation vespérale de la température à 38°,4. L'exploration de l'abdomen permet de constater un développement considérable du ventre, un liquide libre dans la cavité et en outre sur la ligne médiane une tumeur arrondie, que l'on ne peut cependant pas nettement délimiter dans tous ses points, mate à la percussion, paraissant être vaguement fluctuante dans certaines de ses parties. La matité du foie n'est pas augmentée. Urine couleur paille, claire, sans albumine. La tumeur peut être atteinte par le vagin. L'utérus est en rétroflexion, et quelque peu développé.

Pour préciser les données fournies par cet examen et assurer le diagnostic on pratique le 30 octobre une incision exploratrice sur la ligne blanche. On donne issue à quatre litres d'une sérosité citrine, limpide et l'on tombe sur des anses intestinales agglutinées et ensemencées de granulations gris blanchâtre. Le péritoine pariétal en est criblé et rappelle assez bien l'aspect d'une râpe. Fermeture de la plaie et sutures profondes comprenant le péritoine. Pansement de Lister. L'intervention n'amène aucune réaction. Mais, quatorze jours après, l'ascite s'était reproduite. On attend quatorze jours encore, puis l'on fait une nouvelle ponction qui donne 1800 centimètres cubes d'un liquide citrin, cette fois encore clair et sans coloration hématique. Sur ces entrefaites un peu avant la nuit de Noël, la malade quitte l'hôpital. Quelques semaines plus tard elle rentre de nouveau pour être ponctionnée par son médecin et cette fois-ci, on obtient plusieurs litres d'un liquide fortement teinté de sang. L'épanchement se reproduisit encore après cette troisième ponction et Madeleine M... continua à devenir de plus en plus faible et perdit complètement l'appétit ; mais quelques mois plus tard sans nouvelle intervention, son ventre diminua de volume, son état général s'améliora sensiblement, et l'appétit revint.

Quatre ans plus tard, l'un des médecins qui l'avait vue, pouvait affirmer que la malade était alors (soit quatre ans après l'incision exploratrice) complètement guérie, que son ventre était partout absolument souple et insensible et qu'il ne présentait plus trace d'épanchement. A l'examen les poumons paraissaient eux aussi absolument normaux. La tumeur ou pseudo-tumeur était constituée dans l'esprit de Kappeler par un paquet d'anses intestinales agglutinées entre elles par les tubercules. Kappeler a eu maintes fois l'occasion d'observer des cas analogues. Les granulations n'ont malheureusement pas été examinées au microscope.

Observation XXXIX

Petri, cité par Kuemmel. Traduction inédite.

Henriette Str..., née en 1860 à Augustdorf, issue d'une famille de tuberculeux. Ses aïeux aussi bien que ses père et mère ont succombé à la tuberculose.

Placée chez Petri étant encore toute petite enfant, elle eut à souffrir de manifestations strumeuses. Dans l'hiver de 1873-1874 elle tomba malade et présenta à ce moment-là du liquide dans son ventre. Petri l'examina avec soin et ne découvrit rien de suspect du côté des poumons, du cœur, du foie, ou des reins. Sous l'influence de sudorifiques l'ascite sembla disparaître, se reproduisit quatre à six semaines après, diminua encore une fois pour reparaître de nouveau au mois de février 1874. Comme les moyens employés étaient impuissants, Petri envoya la malade le 6 mars à l'hôpital de Detmold. Là on lui fit la paracentèse abdominale. Comme le liquide se renouvela rapidement les médecins traitants furent d'avis qu'il ne devait pas s'agir d'un épanchement ascitique, mais d'un kyste de l'ovaire. Une nouvelle ponction parut confirmer le diagnostic. Il fut décidé en conséquence que le Dr Stilling-Cassel ferait la laparotomie le 29 avril. L'ouverture de l'abdomen donna issue à quinze à vingt litres de liquide. La surface de l'intestin était comme ensemencée de petites granulations de la grosseur de grains de millet. Le péritoine du bassin présentait une surface tomenteuse et cela si bien que le cas est désigné dans le journal de 1874, n° 36, sous le titre de : Laparotomie pour ascite d'origine cancéreuse. Le 28 mai 1874 la malade sort guérie. Dans l'été qui suivit et dans l'hiver de 1874-1875 la paracentèse dut être renouvelée par différents médecins. A partir de ce moment l'ascite ne se reproduisit plus. Le 13 mai 1881, la malade est reçue de nouveau à l'hôpital pour une affection chronique de l'articulation du coude droit et sort le 28 mai 1881 avec un appareil plâtré. En 1882 la poussée articulaire du côté du coude était enrayée et son bras ankylosé à angle droit. La malade se place de nouveau comme servante. Le 24 septembre 1883 elle rentre de nouveau à l'hôpital pour une carie de l'olécrâne gauche. Petri fit une incision, réséqua et gratta les os malades. Le 12 octobre 1883, malgré qu'elle ne fût pas complètement guérie, elle sort pour reprendre sa place de domestique. En 1884 Petri lui enleva quelques ganglions strumeux du cou. La malade vint se montrer encore à lui pendant l'automne de 1886. L'ascite ne s'est jamais reproduite. Les poumons sont jusqu'ici demeurés sains. — Il est à peine besoin de faire remarquer ici que l'ascite est de nature tuberculeuse comme les autres affections qui atteignirent seccessivement le coude droit, l'olécrâne gauche et les ganglions du cou. Néanmoins l'examen bacillaire n'a pas été fait.

OBSERVATION XL

SCHMALFUSS, cité par KUEMMEL. Traduction inédite.

Jeune fille de 16 ans, sans antécédents héréditaires, non réglée, entre à l'Hôpital général, dans la section de médecine, vers le milieu de janvier 1886. Depuis quatorze jours environ elle était souffrante et se plaignait d'abattement, de perte de l'appétit, de douleurs lombaires, de diarrhée et de frissons. A son arrivée on constata qu'elle avait une température très élevée, que son ventre était quelque peu enflé, un peu plus dur à gauche et que l'on trouvait quelques taches rosées disséminées sur le ventre et sur le dos : avec cela douleurs dans la fosse iliaque, tuméfaction légère de la rate et catarrhe bronchial.

On porta le diagnostic de fièvre typhoïde, diagnostic qui fut confirmé dans la suite. La malade se remit très bien au bout de quelques semaines et engraissa de quatre livres en quatorze jours. Bien portante pour tout le reste, elle continuait cependant à se plaindre de quelques petites douleurs, et d'un sentiment de plénitude dans le ventre. Ce qui montrait que cette sensation n'avait rien de subjectif, c'est que la malade ne pouvait plus revêtir les robes qu'elle mettait encore très bien dans les premiers jours de son rétablissement. La circonférence du ventre mesurait à ce moment quatre-vingts centimètres. Dans le segment inférieur de l'abdomen on constatait une tuméfaction que l'on ne pouvait que difficilement circonscrire en haut et dont la position ne modifiait pas les caractères. Les organes thoraciques étaient sains. Il n'y avait pas de fièvre. Vers le milieu de mars on examine la malade sous le chloroforme. On trouva des tumeurs assez volumineuses, de consistance irrégulière qui remplissaient le grand bassin, la cavité abdominale jusque vers l'ombilic. L'utérus, petit, paraissait complètement indépendant de ces tumeurs ; les ovaires ne pouvaient être distingués. Par le toucher rectal on trouvait particulièrement à droite, de nombreux ganglions, de la grosseur d'un pois à celle d'une amande. On pose le diagnostic de tumeur maligne à point de départ vraisemblement ovarique, en voie de généralisation. Il résultait de cet examen que l'on n'avait rien à espérer d'une intervention chirurgicale : malgré cela, dit Schmalfuss, nous ne pouvions nous résoudre à l'abstention, étant données la jeunesse du sujet et l'excellence relative de son état général : peut-être même l'état local était-il moins malade que notre examen pouvait nous le faire croire. C'est dans ces conditions qu'il pratiqua la laparotomie vers le milieu du mois d'avril, avec l'aide du Dr Schede dans le service duquel la malade avait été provisoirement placée. Le péritoine était recouvert d'une fausse membrane d'une épaisseur de trois centimètres environ, criblée de nombreuses granulations, les unes miliaires, les autres grosses comme un pois. Aller plus profondément était une entreprise tout à fait impossible, car l'épiploon n'était pas seulement absolument confondu avec la fausse membrane dans la constitution de laquelle il entrait pour une partie, mais encore au-dessous les anses intestinales étaient fortement agglutinées les unes avec les autres. On ne saisissait pas de tumeurs plus volumineuses de consistance irrégulière.

C'était l'épaisseur de la fausse membrane en rapport avec les anses intestinales soudées entre elles qui en avait imposé pour des néoplasmes. L'incision fut continuée en haut jusqu'au-dessus des limites de la lésion. Schmalfuss excisa un petit morceau de la fausse membrane pour la soumettre à l'examen histologique et il fit la suture. La guérison ne se fit pas attendre et la malade était dans un état satisfaisant au commencement du mois de juillet. L'examen microscopique affirme la nature tuberculeuse de l'affection. La malade se présentait de temps en temps, tous les trois mois et à chaque fois nous la trouvions à notre grande surprise plus forte et plus saine ; à ce point que nous pouvions penser qu'elle avait été délivrée de sa tuberculose par l'opération. Le 1er août de cette année, elle se présentait de nouveau à notre examen. Depuis le mois d'octobre dernier elle avait ses menstrues, tout d'abord à intervalles réguliers, puis dans les dernières semaines elle avait eu des hémorrhagies abondantes de cinq jours de durée avec huit jours à peine de repos et ces pertes l'avaient considérablement affaiblie. Les poumons étaient encore absolument sains. L'exploration du ventre faite sous le chloroforme affirma la cicatrisation, et permit de constater que l'abdomen n'était nullement augmenté de volume et que sa circonférence était normale. Paroi souple, pas la moindre induration, nulle trace de tumeur, point du tout d'ascite. Les organes génitaux externes sont sains, l'utérus est encore un peu plus petit que normalement, en rétroversion et légèrement incliné à droite. L'ovaire droit de grosseur et de consistance normales est intimement uni à l'utérus, à sa partie postérieure, dans la région correspondant aux ligaments sacrés : on trouve en ce point une partie plus compacte, épaissie et comme plus résistante. L'ovaire gauche facile à atteindre par le palper est vraisemblablement normal; il est néanmoins attenant à l'utérus et aux parties molles du bassin à gauche. Pas de ganglions perceptibles. Quelques douches très chaudes eurent raison des métrorrhagies et la malade sortit guérie le 16 août.

Observation XLI

Kuemmel. *Loc. cit.* Traduction inédite.

Jeune dame de 17 ans, souffre dans l'hiver de 1884-85 de douleurs fréquentes dans le ventre et de diarrhées, avec cela une sensation de faiblesse de plus en plus marquée, perte de l'appétit, diminution progressive des forces et une rapide augmentation de la circonférence du ventre. Après un examen approfondi, on voit qu'il s'agissait d'une tumeur de l'ovaire, ou d'un néoplasme baignant dans le liquide ascitique, quelque chose comme un papillome, car on pouvait constater, par la palpation profonde, une tumeur solide au sein du liquide enkysté. L'opération démontra que l'on avait affaire à une ascite encapsulée; les parois de la cavité étaient criblées de nombreuses granulations miliaires ; profondément des deux côtés de la colonne vertébrale il y avait un paquet de ganglions tuberculeux gros comme les deux poings. L'ascite fut évacuée, la cavité détergée au fond avec des éponges imbibées de sublimé et après l'excision d'un fragment pour l'examen microscopique la plaie abdominale fut fermée. Je craignais que l'ascite ne se renouvelât à bref délai et que la cicatrisation de l'incision fût compromise. Les choses ne se passèrent pas ainsi : la malade guérit rapidement après la cicatrisation de la laparotomie. Elle se déshabitua bientôt de l'usage de la morphine auquel l'avaient contrainte les violentes douleurs qu'elle éprouvait autrefois et engraissa en huit à dix semaines de vingt livres. Elle est devenue d'une santé florissante et s'est mariée quelque temps après. Il y a quelque temps j'ai eu l'occasion de l'examiner et j'ai constaté que la masse ganglionnaire rétropéritonéale avait beaucoup diminué, mais que les deux ovaires étaient réunis dans le petit bassin en une masse cicatricielle. Il n'y a pas eu de menstruation depuis l'opération.

Observation XLII

Kuemmel. *Loc. cit.* Traduction inédite.

Jeune homme de vingt ans, entre à « Marienkrankenhause » dans l'automne de 1885 pour une carie du bassin ; il est opéré et guéri. Quelques semaines plus tard il est subitement pris des symptômes d'un iléus. Comme les phénomènes ne s'amendent pas, malgré la thérapeutique qui lui est appliquée, on se décide au bout de deux jours à lui faire la laparotomie. L'occlusion intestinale est formée par une bride fibreuse fortement tendue et fixe dans la région inguinale droite : on la sectionne et on fait la suture de la paroi.

Le malade guérit. On avait constaté accidentellement que toute la cavité péritonéale était parsemée de nombreuses granulations de tuberculose miliaire. Malgré cela le malade se remit rapidement, son poids s'accrut en quelques semaines de dix-sept livres et tout phénomène douloureux avait disparu. Quatre mois plus tard le malade revint de nouveau à l'hôpital pour une carie du pied accompagnée de tuberculose pulmonaire : il y mourut quelques semaines plus tard de tuberculose généralisée.

Observation XLIII

Jacobi, cité par Truc.

Femme de 23 ans. Tumeur abondante. La laparotomie conduit sur une hydropisie enkystée de nature tuberculeuse, d'après l'auteur. Drainage avec un tube en verre, durant six semaines.

Observations XLIV et XLV

Mayo Robson, *The Lancet*, 1886.

Au cours d'une discussion à *Leeds and west riding medico chirurgical Society*, M. Mayo Robson dit avoir pratiqué deux fois la laparotomie dans la péritonite tuberculeuse et avoir chaque fois obtenu après l'intervention une grande amélioration dans les symptômes locaux et généraux.

Observation XLVI

Mary Snoddy Whetstone, *Boston med. Journ.*

Lilie H..., 20 ans, Norwégienne, nullipare, sans antécédents héréditaires, a remarqué depuis le mois de février 1885 une grosseur dans la fosse iliaque droite. Pas de trouble de la menstruation : réglée à 13 ans. Syphilis et pelvi-péritonite antérieures. Sommets suspects.

La tumeur prenant de plus en plus de développement et l'état général de la malade devenant défectueux, on décide l'opération qui est pratiquée le 16 février 1886. On tombe sur un péritoine épaissi qui recouvre des anses intestinales agglutinées. Dans la fosse iliaque gauche on trouve une tumeur kystique assez volumineuse, très adhérente au péritoine, remplie d'un liquide purulent. Une seconde tumeur de même nature occupe le fosse illaque droite. Cette dernière très adhérente à l'utérus ne put en être complètement séparée, mais la face postérieure de cet organe fut soigneusement grattée.

Les kystes furent reconnus d'origine ovarique. Le péritoine et les intestins étaient recouverts d'un exsudat plastique. Lavage avec une solution phéniquée à vingt pour mille, drainage. Mort le 22 mars, six semaines après l'opération.

A l'autopsie on trouve les anses intestinales et le péritoine couverts de granulations miliaires tuberculeuses. Les poumons sont également reconnus tuberculeux.

Observation XLVII

Clarke. *Brit. med. Journ.*, 1887. Traduction inédite de Lacaze.

A. S..., 10 ans, se présente à la consultation, le 10 mai 1887. Inappétence, anorexie, amaigrissement, faiblesse progressive, avec une tumeur abdominale.

Le lendemain, l'examen est complété ; la malade est pâle, émaciée, les pommettes sont rouges, sa température est élevée. Elle marche avec difficulté. Les deux poumons, sains en avant, présentent en arrière et particulièrement du côté gauche une obscurité du murmure vésiculaire et une légère submatité.

L'abdomen est distendu par un épanchement liquide. Les antécédents héréditaires et personnels sont excellents. Le 16 mai on pratiqua la laparotomie.

A l'ouverture du ventre, faite sur la ligne médiane, on trouve les intestins refoulés en haut vers le diaphragme. Ils sont parsemés ainsi que le péritoine de petites granulations de la grandeur et de l'aspect de grains de tapioca cuits. La cavité péritonéale est lavée avec environ deux litres et demi d'une solution phéniquée au centième. On referme le ventre sans éponger le péritoine.

Les suites opératoires furent des plus simples. Six heures

après l'opération, la douleur disparut. La température se maintint assez élevée les deux premiers soirs qui suivirent l'intervention et redevint ensuite normale. Le septième jour on enlève les sutures et le quinzième, la malade serrée dans un bandage de corps, se lève pour la première fois. Le 5 juin elle part pour l'hôpital des convalescents où elle demeure trois semaines pendant lesquelles elle engraisse de neuf livres. Ses forces reviennent parallèlement. Un mois après elle se portait fort bien : il n'y avait plus trace de liquide dans l'abdomen et à l'auscultation on trouvait les deux poumons sains.

Observation XLVIII

Knaggs. *Bristish med. Journ.* Traduction inédite de Lacaze.

Jeune fille de 16 ans non réglée depuis quatre mois : se plaint d'une tumeur abdominale située à gauche. Une ponction aspiratrice donne les résultats suivants : Liquide d'une densité égale à 1027, contenant de l'albumine, de la paralbumine, des cellules à larges granulations et des leucocytes.

Diagnostic : Kyste de l'ovaire. Le 7 juillet 1886, on pratique la laparotomie. Le péritoine, le mésentère les intestins sont couverts de myriades de granulations de la grosseur d'un grain de millet. Amélioration de la santé générale depuis l'intervention. En sept mois la malade gagne huit livres. En mars 1887, se trouvant très bien, elle reprend du service, mais la place était dure et la santé déclina. Néanmoins quinze mois après l'opération il n'y avait pas d'ascite ni aucune apparence de progression de l'affection abdominale. Elle avait cependant perdu huit livres de son poids. En outre elle présentait une expectoration matinale et de l'expiration prolongée au sommet droit. Les règles avaient disparu depuis le mois de juillet 1887.

Observation XLIX

Wan de Warker. *Amer. Journ. of Obst.* Traduction inédite de Lacaze (résumée).

Mme C..., âgée de 26 ans, mariée depuis quatre ans et mère depuis un an d'un enfant assez beau, a depuis deux mois le ventre anormalement développé et elle attribue cette déformation à la présence d'une tumeur abdominale. Examinée avec soin on constate les signes habituels de l'ascite sans que rien du côté de l'utérus ou de ses annexes, du foie, du rein ou de la rate puisse en expliquer l'étiologie. Les poumons sont sains, la température est normale, l'appétit est demeuré bon, néanmoins les digestions sont pénibles et la malade présente une tendance marquée au dévoiement. Avec cela elle a maigri légèrement, mais n'a du côté des malléoles ou des paupières aucune trace d'œdème. Le diagnostic d'ascite idiopathique (?) est porté et la malade est soumise à un régime tonique et diurétique.

L'amaigrissement s'accentue ainsi que l'ascite : Mme C. resta dans cet état jusqu'à la fin de l'année, sans souffrir d'autre chose que d'une toux légère qui céda au bout de cinq semaines à une thérapeutique appropriée.

A la fin de cette année un changement complet s'observa dans l'état local ; l'épanchement parut s'enkyster et à la palpation on trouvait dans la fosse iliaque droite une masse irrégulièrement dure et un empâtement général de la région. Avec cela pas de toux ni d'état hectique, la température était presque normale et cependant la malade dépérissait rapidement et présentait de plus en plus le faciès ovarien. Le premier diagnostic fut abandonné, néanmoins dans l'impossibilité de lui en substituer un positif, toute décision fut remise à plus tard.

En mars 1886, en raison de la dyspnée devenue très grande par le fait du développement progressif de l'ascite, on pratiqua une ponction qui donna issue à un litre et quart environ d'un liquide jaune paille. L'abdomen ne revint que fort peu sur lui-même et l'examen du liquide ne permit pas de former une opinion.

Le 11 juin 1886 on se décida, sur les instances de la malade, à pratiquer la laparotomie : on avait été peu à peu amené à croire que l'ascite primitive était masquée par le développement d'un kyste ovarien, diagnostic qui fut confirmé par le Dr Didama.

A l'ouverture de la cavité abdominale le péritoine est trouvé très épaissi, on l'incise avec difficulté et on arrive à évacuer ainsi une certaine quantité de liquide. Au-dessous les anses intestinales sont agglutinées entre elles et sont parsemées d'un grand nombre de granulations tuberculeuses de la grosseur d'un grain de millet à celle d'une chevrotine, granulations que l'on retrouve également sur le péritoine pariétal. Le côlon transverse était adhérent dans toute son étendue au péritoine, circonscrivant ainsi la cavité qui donnait au liquide l'apparence d'une collection enkystée.

Tout cela fut débridé et soigneusement nettoyé avec une solution chaude de sublimé à un gramme pour cinq litres. La plaie fut fermée et pansée avec de l'iodoforme et de l'ouate absorbante sèche.

La température ne dépassa jamais 100° F. La malade guérit très rapidement. Son appétit augmenta considérablement, son teint redevint coloré et au moment où elle quitta l'hôpital, c'est-à-dire trois semaines après l'opération, elle avait engraissé de dix livres. Elle continua à se fortifier et trois mois plus tard avait une apparence très robuste. En ce moment (juin 1887) son état n'a pas changé.

A noter que l'on ne mit pas d'iodoforme dans la cavité abdominale.

OBSERVATION L

SQUARE. *The Lancet.* Traduction inédite de LACAZE.

A la Société médicale de Plymouth et Devonport l'auteur relate un cas de péritonite tuberculeuse améliorée par la laparotomie, faite par suite d'une erreur de diagnostic.

Observation LI

Bampton. *The Lancet*. Traduction inédite de Lacaze.

A la même séance, le Dr Bampton rapporte un cas semblable avec un résultat également favorable.

Observations LII et LIII

Homans. *The Lancet*, 1888. Traduction inédite de Lacaze.

I. — Jeune fille, 21 ans, pâle, malingre, a abdomen volumineux, distendu par un liquide ascitique, envoyée à Homans par le Dr Tower. Pas d'œdème, mais déchéance organique profonde. Laparotomie, 19 juin. Évacuation de douze onces d'un liquide louche. Estomac très dilaté. Enduit fibrineux recouvrant la rate, le foie, les intestins. Le péritoine est parsemé de petits dépôts blanchâtres reconnus tuberculeux à l'examen anatomo-pathologique sans qu'on pût cependant déceler la présence du bacille spécifique. Toilette de la cavité abdominale aussi complète que possible. Pas de drainage. Les sutures sont enlevées le huitième jour : la plaie est cautérisée, mais l'abdomen ne tarde pas à se remplir de nouveau, et le liquide s'écoule bientôt au dehors le 7 juillet par la cicatrice ouverte. L'écoulement continue : la malade rentre chez elle. Un an après les règles reparaissent, (février 1885), la malade a considérablement engraissé : son appétit est excellent, mais l'écoulement persiste encore, quoique insignifiant. Elle se marie en juin. Elle était alors grasse et forte et suffisait aux soins de son ménage : son poids était de 121 livres. En novembre 1886 elle avait encore augmenté de 9 livres. Elle n'avait pas eu de grossesse, mais avait encore une fistulette abdominale qui donnait une drachme de pus par jour. Homans considère cette malade comme guérie.

II. — Jeune fille de 17 ans, tempérament lymphatique, règles normales, examinée en avril 1887. La cavité abdominale est fortement distendue : la maladie remonte à douze mois auparavant. Diagnostic : kyste ovarien. Laparotomie le 20 avril. Évacuation complète du liquide : le péritoine, les intestins, l'utérus, les deux ovaires, les trompes sont couverts de nodules durs. Une trompe et un ovaire particulièrement malades sont enlevés, soumis à l'examen du professeur Fitz, et reconnus tuberculeux. Toilette abdominale. Drainage, supprimé trois jours après. Trois semaines plus tard la malade rentre chez elle. En décembre 1887 l'abdomen a son volume normal, il n'y a ni fièvre, ni douleur. La malade a pu reprendres ses occupations.

Observation LIV

Pepper. *The Lancet*, 1888. Traduction inédite de Lacaze.

Emilie L... entre le 15 avril 1888. Quatre ans auparavant, tuberculose de l'articulation sterno-claviculaire gauche. Arthrectomie, guérison. Deux ans après, récidive, fistule persistante dont l'écoulement a augmenté dans les quatre derniers mois.

A son entrée, la tuméfaction s'est étendue et atteint la partie moyenne du manubrium, mais il n'y a ni rougeur, ni fluctuation. La malade est pâle et a une grosseur dans la fosse iliaque dont l'apparition remonte à 15 jours environ. Cette grosseur avait débuté avec des phénomènes douloureux et de la fièvre. Elle est demi-fluctuante, occupe la cavité pelvienne, mais n'atteint pas le ligament de Poupart. Elle est légèrement mobile, mais le toucher vaginal établit ses connexions avec la trompe. A gauche petite tumeur affectant les mêmes caractères. Rien au poumon. Après une ponction exploratrice qui donne issue à une petite quantité de pus très épais, le diagnostic de pyo-salpingite tuberculeuse est posé.

Le 2 mai, laparotomie. Le bord inférieur du grand épiploon est adhérent au péritoine pariétal : en le séparant on découvre les deux tumeurs, l'une grosse comme un œuf d'autruche, l'autre comme un œuf d'oie. Elles sont successivement enlevées et le péritoine soigneusement lavé avec une solution de sublimé (un gramme pour trois mille) : suture ; pas de drainage.

Guérison rapide : réunion par première intention, sans fièvre. État général très amélioré le 19 juillet suivant.

Observations LV et LVI

Mayo Robson. *The Lancet*, 1888. Traduction inédite de Lacaze.

I. — E. L..., âgée de 16 ans, entre à l'infirmerie le 2 février 1888 avec une salpingite tuberculeuse et une péritonite aiguë. Malade depuis deux mois, ses forces avaient considérablement diminué : elle avait maigri et toussait péniblement.

Le 27 décembre, après une constipation de trois jours, elle ressentit une forte douleur abdominale, et les vomissements s'établirent bientôt. Le 27 janvier on trouvait l'abdomen fortement distendu et fluctuant dans sa partie inférieure. Ponction qui donne issue à quatre pintes d'un liquide gris jaunâtre fortement albumineux et alcalin et contenant des cellules granuleuses. Elle n'était pas réglée depuis le mois de décembre.

A son entrée, elle est très malade : son faciès est très altéré. P. 144, dur et filant. Le poumon est rempli de râles muqueux et les sommets sont d'une sonorité douteuse. L'abdomen est très distendu, mais nulle part de matité. Fluctuation cependant très nette d'un côté à l'autre, comme si les intestins flottaient librement dans le liquide. Urines normales. Après une consultation entre les médecins de l'hôpital, le dénouement fatal étant reconnu inévitable si l'on n'intervenait pas, on décida l'opération.

Le 4 février on pratique la laparotomie. Le péritoine est trouvé très épaissi et très adhérent à toute la masse intestinale. Les adhérences rompues, il s'écoule une assez grande quantité d'un liquide jaunâtre. A droite on trouve profondément une masse molle friable et irrégulière qui fut reconnue être la trompe distendue et fixée par des adhérences, et qu'on enleva.

Les anses intestinales étaient fortement agglutinées. Lavage antiseptique, drainage ; pansement. Les parties enlevées étaient parsemées de granulations miliaires.

La malade se remit très lentement. L'écoulement se faisait régulièrement par le drain et si abondamment que l'on dut pendant les premiers temps renouveler le pansement plusieurs fois dans la journée. Le tube de Bankock est remplacé par un tube de caoutchouc qu'on raccourcit à mesure que la plaie se ferme. Néanmoins la toux persistait, les symptômes thoraciques avaient une marche nettement progressive, de sorte que l'amélioration du côté de l'abdomen qui était très grande, parut sans influence sur l'état du poumon. La température qui avant l'opération était constamment élevée redevint normale le matin après l'intervention. Mort un mois après.

A l'autopsie, les plèvres sont couvertes de granulations miliaires, surtout à la base gauche, au niveau de laquelle le poumon et le diaphragme étaient fortement adhérents. Le diaphragme présentait des lésions tuberculeuses avancées. Les deux poumons étaient totalement infiltrés de granulations tuberculeuses. Le péritoine, très épaissi, présentait, lui aussi, les lésions spécifiques. Les anses intestinales étaient agglutinées.

II. — A. S., 31 ans, entre à l'hôpital, au mois d'avril 1884, en proie à des douleurs pelviennes, remontant à quelques mois. L'état général est très mauvais : il y a des sueurs nocturnes. A l'examen, on trouve dans la cavité abdominale, à gauche, une tumeur pelvienne qui est diagnostiquée : pyo-salpingite gauche.

Laparotomie, le 24 mai : les anses intestinales sont fortement agglutinées ; l'épiploon fortement adhérent à la paroi. Le péritoine est criblé de granulations miliaires ; la tumeur ne peut être enlevée à cause de son adhérence avec les masses intestinales. Lavage et suture.

Amélioration rapide, bien que l'abcès pelvien n'ait pas été évacué. Douze jours après, on fait dans le cul-de-sac latéral gauche une ponction exploratrice qui donne issue à trois onces d'un liquide fétide. La malade se rétablit très vite, et put bientôt reprendre ses occupations domestiques.

Quelques mois après, sa santé n'était pas très forte, mais on ne put avoir d'autres nouvelles.

Observation LVII

J. W. Elliot. *Bost. med. Journ.* Traduction inédite de Lacaze.

Fillette de quatorze ans, se plaint d'une augmentation de volume de son ventre, remontant à un an et ayant une marche progressive. Sa santé générale et ses forces s'étaient notablement altérées, sans qu'elle se plaignît d'autre chose.

L'abdomen est distendu, la fluctuation est nette, mais à la palpation on sent de petites masses indurées en divers points. A la percussion, flanc gauche mat, flanc droit sonore ; ces rapports ne changeaient pas lorsqu'on faisait varier la position de la malade.

Vaginite chronique. Utérus petit, mais normal, anémie, aménorrhée, depuis trois mois. Diagnostic : ascite probablement due à la tuberculose péritonéale. Ponction exploratrice donne issue à un liquide, examiné par le Dr Garnett qui le déclare indubitablement ascitique et problablement lié à la tuberculose quoiqu'il n'y ait pas de bacilles (?) Expectation pendant un mois. La matité se limitant, on croit à un kyste ovarien.

Laparotomie le 13 décembre 1887. Évacuation de deux pleins seaux d'un liquide ascitique. Péritoine épaissi, anses intestinales agglutinées et parsemées de petites granulations miliaires. Surface saigne facilement.

Suture. Réunion par première intention ; sort au bout de trois semaines complètement guérie. L'examen anatomo-pathologique (Fitz) décela la présence du bacille.

Quatre mois plus tard la malade se porte très bien : l'abdomen est souple, les nodosités ont disparu. Pas d'ascite. Elle paraît guérie.

OBSERVATION LVIII

MORRILL et BRADFORD. *Bost. med. Journ.* Traduction inédite de LACAZE.

James W. K., 6 ans, entre à l'hôpital des Enfants le 1er mai 1888. Il est petit pour son âge et amaigri. Tuméfaction, douleurs abdominales remontant à quelques mois. Toux légère. Poumons suspects. Abdomen énorme. Circulation collatérale. Tumeur dure à l'épigastre qu'on ne peut délimiter du foie. Fluctuation dans les parties déclives.

3 mai. Vingt onces d'un liquide gris jaunâtre retirées par une ponction. La tumeur est rattachée à une hypertrophie du foie. On essaie le traitement antisyphilitique sans résultat. La température s'élève : la péritonite tuberculeuse est diagnostiquée et l'enfant est envoyé chez le Dr Bradford, pour y être laparotomisé.

A l'ouverture du ventre peu ou point de liquide : la tumeur du foie est constituée par des nodules adhérents à l'épiploon. Une portion du péritoine réséquée, est reconnue criblée de tubercules. Toilette antiseptique, drainage, suture. Amélioration très grande : l'enfant est envoyé à la maison de convalescence, puis chez lui. En novembre l'abdomen a ses dimensions normales : cependant on trouve encore un nodule volumineux en dehors et au-dessous de la région épigastrique. La santé générale paraît bonne.

OBSERVATIONS LIX et LX

CABOT. *Boston med. Journal.* Traduction inédite de LACAZE.

I. — Minnie B..., 16 ans, entre à l'hôpital des Massassuchets le 15 juin 1886. Bonne santé jusqu'il y a 15 jours, où elle s'aperçut que ses jambes enflaient. Une semaine après, tuméfaction abdominale : dyspnée, souffle systolique à la pointe. Urines normales.

16 juin. Douleur à la région épigastrique. Prostration. L'abdomen est de plus en plus distendu.

Le 21. Ponction exploratrice qui donne issue à environ 3 litres d'un liquide blanc jaunâtre. Après la ponction on peut percevoir l'abdomen rempli de masses irrégulières et par une tumeur assez bien circonscrite sur la ligne médiane de l'abdomen.

8 septembre. On trouve une collection uniloculaire de liquide. Par le toucher vaginal, on ne put constater de fluctuation dans le cul-de-sac postérieur, bien qu'il fût distendu par une tumeur.

On pensa d'abord à une péritonite tuberculeuse, mais l'enkystement du liquide fit porter le diagnostic de kyste de l'ovaire avec ascite. L'opération est conseillée et acceptée.

Laparotomie le 17 septembre. Le péritoine très épaissi est adhérent fortement à la cavité kystique. Celle-ci incisée donna issue à trois litres et quart d'un liquide et d'une matière jaunâtre. Le kyste vidé ne s'affaissa pas à cause des nombreuses adhérences qu'il avait avec les organes voisins. Pansement à la gaze iodoformée. Drainage.

Une portion de la paroi kystique enlevée et examinée par le Dr Gannet, démontra l'existence de granulations tuberculeuses types.

La malade guérit rapidement après l'opération. La suppuration demeura assez considérable. Au mois de mars 1887, elle sort ayant encore une légère fistule abdominale, mais avec un état général très bon. La malade est perdue de vue.

II. — Clara T..., âgée de 3 ans, entre à l'hôpital des enfants, le 25 juillet 1887. Pas de syphilis. Mère morte depuis plus de deux ans de tuberculose. Une tante décédée de la même maladie.

Depuis six mois le ventre grossit progressivement. Diarrhée. Otorrhée. Coryza. Amaigrissement considérable. Rien au cœur ou au poumon.

L'abdomen est très distendu. Rien au foie; pas de circulation collatérale. Diagnostic : péritonite tuberculeuse. Ponction exploratrice donne issue à trois pintes de liquide.

L'ascite se reproduisit. Deuxième ponction donne issue à trois pintes et demi d'un liquide louche et visqueux. La reproduction du liquide se fit plus rapidement que la première fois et c'est pour cela qu'on se décida à l'opération.

Laparotomie, le 15 octobre. Le péritoine est criblé de petites tumeurs très nombreuses, dures, arrondies ; quelques-unes ont un pédicule. Évacuation du liquide. Drainage. Pansement antiseptique.

Le tube de caoutchouc est enlevé au bout de vingt-quatre heures. Réunion par première intention au bout de dix jours. Seize jours après, broncho-pneumonie. Au bout d'un mois, les poumons sont complètement libres.

Le 22 novembre, la plaie se rouvre dans sa partie inférieure et donne issue à une ligature de soie qui avait été placée à ce niveau

A partir de ce moment l'enfant recouvra ses forces, l'ascite ne se reproduisit pas et à la palpation on ne trouvait ni dureté, ni tension.

Observation LXI

Truc: *Montpellier médical*.

Marie R..., 40 ans, ménagère. Service de clinique chirurgicale de M. le professeur Tédenat. Réglée à 12 ans, mariée à 16 ans, la malade a eu quatre enfants, et en dernier lieu deux fausses couches. Sa santé générale était bonne. Menstruation régulière, pas d'hémoptysie. Depuis quelque temps, elle s'enrhumait assez facilement et paraissait un peu oppressée.

Il y a dix mois, R... a eu une pleurésie droite : quatre mois après, la pleurésie s'était amendée, mais le ventre grossissait graduellement ; il existait des douleurs continuelles vers les reins, le bas-ventre, les cuisses, et de la pesanteur dans le bassin ; pertes blanches, diarrhée, arrêt complet de la menstruation. La malade se croyait enceinte.

Pas de fièvre, pas de vomissements, appétit excellent.

Le ventre, dans la suite, diminue de volume, mais ne revient pas à l'état normal. Le sujet continua d'abord ses occupations, puis rapidement son état général s'altéra.

Les douleurs thoraciques et abdominales devinrent intenses, l'amaigrissement et la pâleur de la face peu marqués d'abord, s'accentuèrent progressivement.

Lors de son entrée à l'hôpital, il y a deux mois, M. Serre, agrégé chargé du service de la Clinique, diagnostique une pelvi-péritonite et propose une application de pointes de feu. La malade refuse et quitte l'hôpital. Quinze jours après, douleurs vives à l'abdomen, fièvre, vomissements, augmentation de volume du ventre, affaiblissement général et retour à la Clinique. A ce moment les vomissements sont incessants ; il existe une forte diarrhée, des pertes blanches abondantes ; la fièvre est élevée la faiblesse extrême. Le ventre est ballonné surtout vers les régions inférieures, où on constate une vive douleur à la pression, de la matité, et une fluctuation nette.

L'examen thoracique, rapidement pratiqué, dénote des lésions pulmonaires qu'on précise difficilement, mais sur la nature desquelles on est suffisamment fixé. Diagnostic : péritonite tuberculeuse suppurée.

M. Tédenat propose aussitôt la laparotomie. Elle est acceptée et pratiquée le lendemain 6 novembre.

L'incision faite méthodiquement sur la ligne médiane, sur une étendue de 7 à 8 centimètres, à égale distance du pubis et de l'ombilic, donne issue à 4 ou 5 litres de pus clair d'abord, épais ensuite. Dans son ensemble, ce liquide est jaunâtre et contient de fausses membranes. M. Tédenat introduit les doigts dans la cavité suppurante, et ramène des produits membraneux épais et abondants, accumulés vers les parois pelviennes. La vessie, l'utérus et les ovaires à la partie inférieure, l'intestin sur les parties latérales et supérieures, en sont tapissés. Le chirurgien pratique une toilette soigneuse de la poche avec une irrigation sublimée prolongée jusqu'à ce que le liquide ressorte clair ; il place deux gros tubes à drainage vers la commissure inférieure de la plaie abdominale, puis suture le reste de celle-ci. — Iodoforme dans la cavité suppurée et sur les lèvres de l'incision ; pansement iodoformé et compressif.

Le soir de l'opération, la malade accuse quelques élancements dans le ventre ; nausées.

Les fortes douleurs abdominales ont à peu près disparu.

Pas de gargouillement, pas de gaz. R. 24 ; P. 90.

6 novembre. Nuit calme, un vomissement, miction fréquente et douloureuse. P. 96. T. 37°,4 et 37°,2. R. 24. — Quinine, 0,80 ; morphine 0,04 ; boissons glacées.

Le 8. Trois selles, miction encore douloureuse et fréquente, pas de vomissements, faciès calme. T. 38° et 37°,3. P. 88. R. 42. Le pansement est renouvelé. L'écoulement purulent est inodore ; pas de douleur, de rougeur, ni de tension abdominale. Lavages sublimés.

Le 9. Même état. La malade ne se nourrit pas du tout ; plusieurs selles.

Le 10. Nouveau pansement. L'état local est excellent, l'écoulement presque nul. Nouveau lavage au sublimé. On retire un drain et on raccourcit l'autre. Les jours suivants, même état. La malade ne prend aucun aliment, et on prescrit des lavements de peptone. La diarrhée continue, et il existe une toux assez forte. Le dernier drain est supprimé. La température oscille entre 37°,3 et 38°.

Le 15. La plaie abdominale est cicatrisée, sauf à la partie inférieure ; il s'en écoule peu de liquide d'ailleurs inodore. Lavages boriqués. Malgré le bon état de la région opératoire, la malade s'affaiblit de plus en plus. La toux et la diarrhée persistent, l'alimentation est nulle, la faiblesse devient extrême.

Le 17. La langue est sèche, le pouls petit à 120, la température tombe à 36°,9, les traits se tirent, et la mort survient dans la nuit.

Autopsie. — L'émaciation est excessive. La plaie abdominale est ouverte à la partie inférieure. L'ouverture du cadavre dénote des lésions tuberculeuses du côté des viscères thoraciques et abdominaux.

Cavité thoracique : les poumons présentent des adhérences multiples qui rendent leur extraction très laborieuse. Les sommets des deux côtés sont farcis de tubercules variant du volume d'un pois à celui d'une tête d'épingle ; on ne constate pas de caverne. Pas de liquide dans les plèvres.

Cœur flasque, petit, non graisseux.

Cavité abdominale : le petit bassin et la moitié inférieure de l'abdomen sont occupés par des fausses membranes épaisses de 1 cent. environ, friables à la face interne, résistantes en dehors et appliquées sur la vessie, l'utérus, les ligaments larges, l'intestin et le péritoine pariétal. Les fausses membranes délimitent exactement l'ancienne cavité suppurée, actuellement très réduite de volume ; elles sont assez abondantes dans l'excavation pelvienne.

L'intestin est partout perméable. Il est de calibre réduit et pelotonné, ramassé vers les parties supérieures latérales de l'abdomen.

Il présente en plusieurs points à la tunique séreuse des granulations tuberculeuses manifestes.

Reins intacts.

Rate normale.

Foie graisseux.

Observation LXII

Launois, cité par Truc.

R..., Julia, 5 ans. Antécédents tuberculeux. Tuméfaction considérable de la partie moyenne de l'abdomen ; fluctuation nette, matité fixe sur la ligne médiane. Ombilic saillant, région sous-ombilicale empâtée et rouge. T. 39°. Diagnostic de M. de Saint-Germain : péritonite tuberculeuse enkystée. Ponction donne 1,800 gr. de pus épais, verdâtre, inodore. Amélioration. La tumeur et la fièvre reparaissent le 10 février. Le 12, ouverture abdominale de 6 cent., contre-ouverture, drainage, lavages boriqués. Lister, pansement compressif. Amendement local et général rapide. Un mois après, l'enfant quitte l'hôpital complètement guérie.

Observation LXIII

Cadet de Gassicourt, cité par Truc.

Enfant de 13 ans. Après avoir passé plusieurs nuits dehors sans aliments ou à peu près, il est pris de point de côté, de toux et de fièvre. Ganglions sous-maxillaires tuméfiés, râles nombreux vers les deux bords pulmonaires, etc... Diagnostic : broncho-pneumonie d'origine probablement tuberculeuse. Durant plusieurs semaines, aucun changement local ou général. A diverses reprises, petites bouffées de congestion pulmonaire et léger épanchement pleural droit. Ces phénomènes semblèrent confirmer le diagnostic de broncho-pneumonie et de tuberculose probable.

Un peu plus tard, il apparut dans l'hypocondre droit une tumeur saillante manifestement fluctuante et dont le siège fut rapporté au foie. Une ponction avec la seringue de Pravaz amène quelques gouttes de pus. Une ponction aspiratrice amena ensuite 200 gr. de pus crémeux, inodore ; une nouvelle ponction aspiratrice donne issue à 200 gr. de pus ; celui-ci s'étant promptement reformé dans la tumeur, Cadet de Gassicourt la ponctionna enfin avec un gros trocart et y plaça un drain. L'examen du pus tiré par les premières ponctions ne démontra ni crochets hydatiques, ni bacilles tuberculeux. L'idée de kyste hydatique était abandonnée et celle d'abcès scrofulo-tuberculeux mis en avant.

A partir de la dernière ponction, les phénomènes généraux et locaux s'amendèrent. Les douleurs abdominales et l'adénopathie cervicale disparurent, mais l'écoulement du pus fistulaire persista malgré tous les traitements. On décida une intervention chirurgicale large. M. Pengrueber fit une incision au thermo-cautère et ouvrit la cavité purulente. On reconnut aussitôt que celle-ci était indépendante du foie et constituait une péritonite enkystée. Toilette de la cavité suppurée, lavages phéniqués, et pansement iodoformé. Quelques semaines plus tard, la plaie opératoire était complètement fermée, l'adénopathie cervicale avait disparu, les poumons ne présentaient aucune altération et l'embonpoint était revenu. Le rétablissement du sujet paraissait complet.

Observation LXIV

Letiévant, cité par Truc.

Laparotomie pour un kyste ovarique. Le ventre ouvert on ne trouve pas de kyste, mais une péritonite tuberculeuse. Le péritoine pariétal était recouvert d'un exsudat couenneux, épais, et l'intestin tapissé par de légères fausses membranes. Dans la cavité péritonéale, collection séro-floconneuse enkystée. Évacuation du liquide, ablation d'une grande partie des fausses membranes, toilette péritonéale, suture abdominale. Malgré de légitimes appréhensions de l'opération, tout alla si bien que la patiente, malade depuis longtemps, se rétablit complètement. Douze ans après, elle était encore en parfaite santé.

Observation LXV

Le Bec, cité par Sechbyron.

Laparotomie pratiquée à l'hôpital St-Joseph pour un kyste de l'ovaire chez une jeune fille de douze à treize ans. A l'ouverture du ventre on trouva une péritonite tuberculeuse enkystée. La malade a parfaitement guéri ; elle est encore vivante aujourd'hui, deux ans après l'opération.

Observation LXVI

Jeannel. *Ass. franç. pour l'av. des sc.*

Laparotomie pratiquée pour un cas de salpingite tuberculeuse à forme kystique. Allures cliniques d'un kyste uniloculaire de l'ovaire inclus dans le ligament large, avec débuts signalés par des phénomènes péritonitiques. Pendant l'opération le kyste fut trouvé adhérent sur toute sa périphérie ; les adhérences et les intestins furent trouvés criblés de granulations tuberculeuses. L'examen histologique de la pièce montra dans la paroi kystique une constitution semblable à celle de tous les abcès froids, avec cette particularité toutefois qu'il existait une couche de fibres lisses, reliquats de la trompe ectasiée. La malade guérit de l'opération, mais elle mourut quatre mois après de la récidive de sa tuberculose.

Observation LXVII

Inédite. Due à l'obligeance de M. le professeur Demons, recueillie et rédigée par Lamarque, interne du service.

D..., Léontine, 24 ans, entre le 27 février 1888, à l'hôpital St-André où elle est placée à la salle des Dames payantes.

Pas de maladies antérieures. Réglée à 14 ans, la menstruation s'établit normalement et se maintient régulière.

Deux ans après environ, à l'époque menstruelle, elle ressent subitement de vives douleurs avec coliques violentes. Ces phénomènes durent trois jours et disparaissent ; ils se reproduisent cinq ou six fois avant son mariage, qui a lieu à 16 ans et demi. Trois mois après, grossesse, un peu pénible, mais sans douleurs bien fortes cependant. Accouchement normal.

Dès le lendemain de l'accouchement, la malade prétend avoir senti du côté gauche de l'abdomen une grosseur du volume du poing. Il y a de cela sept ans, par conséquent.

Dans les mois qui suivirent l'accouchement, état peu satisfaisant, fatigue constante, maux d'estomac, faiblesse générale. Un an après ces douleurs s'accentuent et se localisent au bas-ventre. Cautérisations pour métrite probable, non accompagnée de pertes blanches. Les règles sont normales et régulières.

La santé redevient bonne pendant un an environ. Quelques maux d'estomac seulement de temps à autre.

Dans le flanc gauche existe toujours la grosseur dont il a été parlé. Il y a trois ans coliques très intenses. Douleurs utérines, pertes blanches très abondantes pendant environ un mois.

Depuis lors la santé n'est pas entièrement bonne : les douleurs sans être aussi fortes sont continues.

Les forces sont très diminuées, tout travail est impossible et répond douloureusement dans l'abdomen.

Il y a un mois environ, une ponction exploratrice est faite dans la fosse iliaque gauche, au niveau de la grosseur décrite plus haut. Elle donné issue à environ cent grammes d'un liquide clair, visqueux.

A partir de ce moment les douleurs deviennent plus fortes. La fièvre revient tous les soirs. L'amaigrissement fait des progrès rapides.

Depuis un an environ la malade était atteinte d'une constipation opiniâtre : depuis un mois au contraire elle est en proie à une diarrhée incessante.

Examen de la malade. — Femme brune, pâle, très amaigrie. Le ventre est plat, non ballonné et mat à la percussion. A la palpation on a la sensation d'une surface bosselée, irrégulière et présentant une certaine rénitence. Ces saillies paraissent situées immédiatement au-dessous de la paroi ; on pense qu'elles siègent dans l'épiploon et le diagnostic de péritonite tuberculeuse est porté.

Laparotomie le 10 mars 1888. Incision sur la ligne médiane (18 cm). On tombe sur un péritoine épaissi, adhérent de toutes parts à la paroi abdominale. A sa surface se trouve une multitude de granulations tuberculeuses et par places de petits kystes renfermant un liquide visqueux analogue à celui qu'on avait retiré de la première ponction, mais ils sont très petits et le liquide qu'ils contiennent ne peut être recueilli. Le péritoine est décollé le plus possible, sa surface est raclée légèrement et on la saupoudre d'environ vingt grammes d'iodoforme.

Hémostase des plus faciles. Ligatures de quelques artérioles de la paroi. Trois sutures profondes au fil d'argent : sutures superficielles au fil de soie. Pansement phéniqué.

Le soir T. 37°,6. Quelques vomissements. Engourdissement général. Peu de douleurs.

11 mars. Pas de douleurs ; la malade est calme, T. matin 37°,6 ; soir 38°.

Le 12. Quelques coliques. Potion opiacée. T. matin 37°,7 ; soir 37°,9.

Le 13. Même état. Les douleurs ne reparaissent pas. T. matin 37°,3 ; soir 38°,1.

Le 14. Pansement. La plaie va bien. Le ventre n'est pas tendu. La malade ne peut uriner seule depuis l'opération. T. 37°,9.

Les jours suivants, rien à noter. La plaie continue à aller bien ; suppuration peu abondante.

Le 17. Huile de ricin. Selles assez abondantes.

Le 18. Les sutures sont enlevées, on met des bandelettes collodionnées pour tenir les lèvres de la plaie.

Le 21. La malade s'asseoit sur son lit. Elle ne souffre pas. La température reste basse. Elle commence à s'alimenter.

Les jours suivants l'état reste satisfaisant, les douleurs ne reparaissent pas. L'appétit revient excellent. La malade commence à engraisser. Elle se lève les jours suivants et sort de l'hôpital le 17 avril.

Une lettre d'elle, datée du 27 janvier 1889, c'est-à-dire près de dix mois après l'opération, nous apprend qu'elle va bien, qu'elle vogue sans fatigue à tous les soins de son ménage. Elle n'éprouve de la gène que lorsqu'elle veut soulever un poids très fort.

Au moment où nous écrivons, la guérison paraît absolue.

Observation LXVIII

Personnelle et inédite. Recueillie dans le service de M. le professeur Lanelongue.

D..., Marie, 29 ans, journalière, entre à l'hôpital Saint-André le 17 novembre 1888 pour une tuméfaction énorme de l'abdomen, remontant déjà à quelques mois. Elle est placée salle 6, dans le service de M. le professeur Picot.

Là on constate que son ventre est le siège de phénomènes douloureux qui aboutissent bientôt à une péritonite subaiguë généralisée. Un traitement approprié amène la disparition des symptômes, mais comme la tuméfaction persiste, des ponctions exploratrices sont faites en vue d'éclairer le diagnostic. Une première ponction faite au siège ordinaire de la thoracentèse, à droite, ne donne aucun résultat. Une deuxième ponction pratiquée à gauche, dans le point correspondant, donne issue à un liquide clair et légèrement visqueux. Enfin une troisième ponction faite du même côté plus près de la ligne axillaire, à égale distance du rebord des fausses côtes et de l'épine iliaque antérieure et supérieure, fournit quelques gouttes d'une sérosité citrine, ressemblant en tous points à un liquide ascitique. On en déduisit immédiatement qu'il y avait à la fois dans le ventre de cette femme un épanchement ascitique et un épanchement de nature encore indécise, mais vraisemblablement contenu dans une poche isolée, qui ne pouvait être autre chose qu'un kyste de l'ovaire compliqué de péritonite généralisée, et lorsque les phénomènes aigus eurent cédé, on l'envoya en chirurgie pour la débarrasser de sa tumeur. C'est dans ces conditions qu'elle fut transportée salle 8, où elle fut livrée à notre examen.

Interrogée sur ses antécédents héréditaires, elle nous apprend que son père est mort à cinquante-trois ans des suites d'une fluxion de poitrine qui aurait duré six mois, que sa mère a succombé à une hémorrhagie cérébrale et qu'enfin elle reste seule survivante de quatre enfants : deux frères, l'un à 18 ans, l'autre à 25 ans, et une sœur à 22 ans, ont succombé à une affection pulmonaire chronique.

De plus, elle nous raconte qu'elle a eu une enfance très maladive. Écoulements d'oreille, adénites multiples des régions parotidiennes et sous-maxillaires, céphalées, fièvres intermittentes, gastralgie, toux opiniâtre, carreau, rien n'a manqué à son histoire pathologique. Réglée pour la première fois à 12 ans 1/2, elle a eu de l'aménorrhée à différentes reprises et particulièrement à 17 ans, époque à laquelle elle a eu une attaque de rhumatisme articulaire aigu. Une première grossesse à l'âge de 21 ans, s'est passée sans accident. Mais depuis qu'elle a accouché une seconde fois, c'est-à-dire depuis le 17 mai 1888, elle a commencé à ressentir les premiers symptômes de l'affection pour laquelle elle est entrée à l'hôpital. Son abdomen est resté volumineux, dur, tendu et douloureux. Elle est en proie à des coliques fréquentes et est atteinte d'une leucorrhée abondante pour laquelle elle est traitée pendant quelques jours à l'hôpital Saint-Jean. Enfin survient la péritonite dont nous avons parlé et pour laquelle elle a été soignée par M. le professeur Picot.

C'est munis de ces renseignements, que nous l'examinons à son arrivée dans le service et que nous constatons les phénomènes suivants.

État général médiocre, visage amaigri, teint blafard. Thorax également très amaigri, seins flétris, contrastant avec le développement considérable de son ventre. Celui-ci est en effet distendu au maximum, la cicatrice ombilicale est effacée, et des veinosités très apparentes parcourent la face profonde de la peau. L'abdomen est globuleux, *en obusier* et son grand axe paraît regarder un peu à gauche. La tumeur est mate à la percusion dans toute son étendue, mais sur les parties déclives, vers la ligne axillaire on retrouve la sonorité typique de la masse intestinale. La matité reste la même, quelle que soit la position que l'on fasse prendre à la malade. A la palpation on sent des irrégularités de surface, comme des mamelonnements de la tumeur. La fluctation est nette, mais profonde, et on croit sentir parfois le frémissement péritonéal. Le toucher vaginal permet de constater que l'orifice du col regarde légèrement à gauche, mais que le corps de l'utérus est mobile et nullement adhérent.

Poumon droit sain, poumon gauche présente un sommet légèrement induré. Un abcès froid de la peau avec trajet fistuleux existe sur la joue gauche de la malade. Rien à signaler du côté des appareils cardio-vasculaire et nerveux.

C'est dans ces conditions et se basant surtout sur les ponctions exploratrices faites à la salle 6, et qui avaient, on se le rappelle, donné issue à des liquides différents, que l'on porte le diagnostic de kyste multiloculaire de l'ovaire gauche, et qu'on décide une intervention prochaine : bien entendu on fait les réserves que commandent la santé générale de la malade, ses antécédents nettement tuberculeux et les douleurs spontanées dont son abdomen est quelquefois le siège.

Ces réserves sont surtout plus nettement formulées lorsque quelques jours d'observation permettent de se mieux rendre compte de l'état général de Marie D... Le soir en effet l'on constate une légère élévation de la température (38°,3, 38°,6 et même 38°,9) et au bout de quelque temps on peut s'apercevoir que les symptômes subissent une aggravation marquée.

Néanmoins et précisément à cause de l'évolution rapide de la maladie, M. le professeur Lanelongue pratique la laparotomie le 3 janvier au matin.

On incise couche par couche : on arrive sur le péritoine qui est très épaissi. Lorsqu'il est incisé, une grande quantité d'un liquide d'abord louche, ensuite nettement purulent s'écoule au dehors. Le liquide complètement évacué (4 litres 800), on lave la cavité avec une grande quantité d'eau filtrée et bouillie. On s'aperçoit alors que le péritoine est dépoli, villeux et que de loin en loin sa paroi est soulevée par de petits kystes dont quelques-uns atteignent le volume d'une petite noisette. Enfin dans l'hypochondre gauche on tombe sur une masse irrégulièrement dure, qui paraît être une ancienne poche kystique. Toutes ces parties sont raclées avec la curette et quelques-uns de ces kystes sont recueillis.

Lorsque la surface du péritoine est en partie débarrassée de ces éléments, l'hémostase soigneusement faite, on pratique un dernier lavage au sublimé, puis à l'eau bouillie, puis on saupoudre d'environ dix grammes d'iodoforme toute la cavité abdominale.

Le ventre est refermé, sans drainage. Les lèvres de la

suture sont fixées par des bandelettes collodionnées et la malade est transportée dans son lit.

Le soir, T. 37°,4 : la malade a vomi, l'abattement est profond.

4 janvier. T. matin, 37°,6 ; soir, 37°,7.

Les jours suivants la température se maintient dans ces limites.

Le premier pansement est fait le 7 janvier : rien ne s'est modifié en apparence, néanmoins le ventre paraît un peu tendu.

Les 8, 9 et 10 janvier, la température recommence à monter le soir à 38°,2, 38°,6, 38°,9. Puis brusquement le 11 janvier la malade atteint le matin 38°,4, le soir 39°,6.

Pansement le 12. Le ventre paraît très distendu ; le liquide s'est reproduit. On enlève les points de suture profonde.

Le 17. Le pansement sec est remplacé par un pansement de Lister en raison du pus qui a souillé le dernier. Le liquide s'est complètement reproduit ; en pressant sur le ventre on le voit sortir par le trajet d'un des points de suture profonde, non encore cicatrisé. En un endroit de la cicatrice, on croit percevoir une solution de continuité légère qui est agrandie et permet d'introduire un drain au moyen duquel on peut évacuer le liquide contenu dans le ventre et laver à l'acide borique la cavité péritonéale. Le pus qui s'écoule est particulièrement visqueux et épais : on n'y peut trouver trace de bacilles de Koch.

Le pansement est, à partir de ce moment, renouvelé tous les jours, chaque jour aussi on pratique à grande eau le lavage de la cavité. Néanmoins la température qui avait baissé tout d'abord sous l'influence de ce traitement, subit de temps en temps des poussées qui atteignent jusqu'à 39°,7.

C'est dans ces conditions que M. le professeur Lanelongue se décide, le 2 février, à pratiquer une contre-ouverture dans l'extrémité inférieure de l'incision, pour pouvoir faire ainsi plus profondément la toilette de la cavité. Les lavages continuent à être pratiqués très régulièrement.

Sous l'influence de ce traitement, la cavité qui dans les premiers temps paraissait considérable, se comble peu à peu ; le tube de drainage est raccourci progressivement et peut être supprimé dans les premiers jours du mois d'avril. Entre temps, la température est redevenue normale, l'appétit est bon, les forces de la malade reviennent en même temps que son embonpoint, et dans les premiers jours de mai elle commence à se lever et à marcher.

Néanmoins il reste toujours un petit trajet fistuleux qui donne issue à une médiocre quantité d'un pus infect. C'est pour tarir cette sécrétion et combler enfin cette cavité que M. Lanelongue, après avoir agrandi l'ouverture, lavé le foyer, injecte le 31 mai quarante grammes environ d'éther iodoformé.

Les jours suivants cette injection est répétée, mais elle est faite avec de l'huile de vaseline liquide iodoformée.

La cavité est réduite au minimum ; le 28 juin, il ne s'écoule plus de pus par l'orifice et en tous cas l'odeur infecte a complètement disparu.

L'état général de la malade est très bon, et chaque jour elle augmente de poids. Les poumons sont sains.

N. B. — L'examen de la paroi et du liquide des petits kystes signalés, n'ont pas, dans un premier examen, révélé la présence du bacille spécifique. Néanmoins dans un second examen pratiqué par notre collègue et ami Barrel de Nazaris, le réactif employé a permis de constater dans le liquide le bacille de Koch. Il s'agissait donc bien là d'une péritonite tuberculeuse, comme l'avaient fait prévoir l'histoire clinique et l'examen macroscopique des lésions du péritoine.

Observation LXIX

Inédite. Due à l'obligeance de M. le Dr Petit, professeur à l'École de médecine de Rennes.

Mlle X..., 18 ans, de Sixt (Ille-et-Vilaine), était malade depuis le commencement de 1887. Bronchite suspecte du sommet, hémoptysies légères.

Le ventre s'était développé vers le commencement de cette même année 1887 et le Dr Gringoire, de Redon, constata au début la présence d'une tumeur vers la fosse iliaque droite. Il crut à un kyste ovarique. La tuméfaction augmenta bientôt en même temps que la fluctuation devenait manifeste. Cependant, les lésions du poumon avaient en partie disparu.

En juillet 1888, la malade arrive à l'Hôtel-Dieu de Rennes, pour y subir l'ovariotomie. L'état de la poitrine était assez bon.

Le ventre est énorme, plus développé que dans une grossesse à terme, et très fluctuant : néanmoins, cette fluctuation est très superficielle. A la palpation, on ne trouve pas trace de paroi kystique, et malgré l'affirmation du médecin qui a suivi la malade dès le début et déclare avoir trouvé le kyste après une ponction, les chirurgiens présents ne peuvent se défendre de penser à une ascite symptomatique. Quoi qu'il en soit, M. le professeur Regnault, de Rennes, assisté des professeurs R. Petit et Bertheux, se décide à ouvrir l'abdomen, après avoir pris les précautions minutieuses d'une antisepsie rigoureuse.

Il s'écoule tout d'abord un liquide ascitique et non kystique. M. Regnault n'ayant fait qu'une très petite ouverture, est disposé à borner là son intervention, lorsque, après l'évacuation du liquide, il trouve profondément une masse solide, celle constatée, lors de la ponction antérieure, par le Dr Gringoire.

L'opérateur agrandit l'incision, introduit toute la main et explore la cavité abdominale. Il trouve une tumeur volumineuse partie du ligament large du côté droit, l'englobant tout entier, adhérente à tous les viscères voisins, foie, rate, intestins, et dont l'extraction lui semble des plus difficiles. L'extérieur de cette tumeur est couvert de granulations tuberculeuses, dures et serrées. M. Regnault se dispose à tenter l'ablation de cette masse, malgré toutes les difficultés qu'il prévoit; mais, en explorant plus complètement, il trouve tout le péritoine pariétal couvert de semblables granulations.

Après avoir pris l'avis de tous ses confrères présents, l'opérateur borne là son intervention chirurgicale. Il lave soigneusement la séreuse avec un liquide antiseptique (sublimé) et referme l'abdomen en plaçant sur la suture aseptique un pansement de Lister.

M. Regnault s'attendait à une très rapide reproduction du liquide péritonéal. Il n'en a rien été; la plaie s'est fermée dans les limites ordinaires d'une réunion par première intention, aucun liquide n'a reparu, et lorsque cette jeune fille quitta l'Hôtel-Dieu, pour retourner à Sixt, trente jours après l'opération, le ventre était complètement revenu sur lui-même.

Un petit abcès de la paroi, survenu au niveau de l'un des points de suture, retarda son départ de quelques jours.

La malade regagna son pays en soutenant le ventre avec une ceinture bien appliquée.

Plusieurs mois après M. le Dr Gringoire écrit au professeur Regnault pour lui apprendre qu'aucun liquide ne s'est reproduit dans la cavité péritonéale et que l'état général de la malade se maintient dans les meilleurs conditions.

D'une lettre datée de juin 1889, écrite par le Dr Gringoire, il résulte :

1° Que le diagnostic d'ascite tuberculeuse avait été posé dès le début.

2° Que, deux ponctions ayant été pratiquées, ce n'est qu'à la troisième qu'on crut avoir affaire à un kyste.

3° Que l'état actuel de la malade est encore très satisfaisant.

OBSERVATION LXX

Inédite. Due à l'obligeance de M. le professeur DEMONS, recueillie et rédigée par BRAQUEHAYE, interne des hôpitaux.

Henriette P..., 17 ans, tailleuse, entre à l'hôpital St-André le 6 mai 1889 pour une tumeur abdominale.

Pas d'antécédents héréditaires. Elle a toujours été souffreteuse, a eu mal aux yeux dans son enfance. Réglée pour la première fois à 14 ans 1/2, elle l'a toujours été depuis très régulièrement. Les règles n'ont jamais été douloureuses : pas de sueurs nocturnes, ni de fièvre le soir.

Il y a quatre mois, c'est-à-dire vers la fin du mois de janvier 1889, elle ressentit sans cause appréciable des coliques assez vives qui l'obligèrent à différentes reprises à interrompre son travail. Elle n'y attacha pas tout d'abord beaucoup d'importance : néanmoins comme ses douleurs augmentaient, elle se décida à aller, le 23 avril dernier, consulter un médecin. Celui-ci découvrit la présence d'une tumeur dure dans son abdomen, et l'engagea vivement à entrer à l'hôpital. Vers cette même époque, elle fut prise de vomissements alimentaires, auxquels elle est encore maintenant en proie.

Elle entre à l'hôpital le 6 mai, et elle est placée dans le service de M. le professeur Demons.

A l'examen on sent au niveau de la région hypogastrique, une tumeur grande comme la paume de la main, située au-dessous de la paroi, mobile, et étendue en plaque. Inférieurement elle ne dépasse pas la ligne pubienne. Elle empiète un peu sur le flanc droit principalement en haut : à gauche on lui distingue un prolongement large de deux travers de doigts. Ce prolongement très arqué, à convexité supérieure, semble se diriger vers l'épine iliaque antéro-supérieure. Au-dessous de l'ombilic et un peu à droite de la ligne médiane, on sent une autre plaque ayant les mêmes caractères. Enfin dans l'hypochondre droit on sent une autre tumeur, difficile à délimiter. A la percussion ces différentes plaques sont sonores : elles sont douloureuses surtout au bas et à droite, et au niveau de l'ombilic. Il est facile de mobiliser la paroi sur la tumeur, et, ainsi que nous l'avons dit, elle est elle-même mobile sur les parties profondes. La présence de cette grosseur, se manifeste par une voussure très appréciable de l'abdomen. On constate un peu d'ascite.

L'état général n'a pas notablement empiré ces temps derniers. Les digestions sont cependant difficiles et la malade a constamment la diarrhée. Intermittente dans les deux premiers mois, elle est continue depuis quinze jours. L'appétit est nul depuis un mois ; la température est presque normale.

Les poumons n'ont pas de bien graves lésions. C'est tout au plus, si en avant on trouve aux deux sommets une expiration rude et prolongée. En arrière et à droite, l'expiration est saccadée.

Rien à signaler du côté de la colonne vertébrale, de l'appareil génito-urinaire ou du système nerveux.

Peau blanche, mate : lèvres et conjonctives décolorées. Ongles hippocratiques.

Comme la malade va s'affaiblissant, M. le professeur Demons, après avoir porté le diagnostic de péritonite tuberculeuse, propose la laparotomie qui est acceptée.

Le 28 mai, on fait sous le chloroforme une incision de douze centimètres à la paroi abdominale, avec les précautions d'une antisepsie rigoureuse. On arrive lentement sur le péritoine que l'on ouvre. Le mésentère apparait profondément envahi : on trouve des ganglions volumineux. L'intestin est criblé de granulations tuberculeuses, qui sont surtout apparentes au niveau de l'insertion mésentérique. Peu ou point de liquide. M. le professeur Demons saupoudre d'iodoforme la cavité péritonéale, puis referme la plaie abdominale. Trois points de sutures profondes avec du fil d'argent ; sutures superficielles au crin de Florence. Pansement antiseptique.

La malade est portée dans son lit : elle est très affaiblie.

Le soir, T. 36°,8. Vomissements porracés assez abondants ; douleurs abdominales spontanées.

29 mai. Même état : le matin T. 37°. P. 124 ; le soir T. 37°,4. P. 136.

Le 30. La malade est moins abattue, mais les vomissements et la douleur persistent. T. 37°,2. P. 120.

Le 31. Amélioration sensible. Vomissement bilieux. T. 37°,2. P. 112.

1er juin et jours suivants. La malade va de mieux en mieux, les douleurs et les vomissements ont disparu. Elle demande à se lever. La température est restée normale.

Le 2. L'amélioration continue ; pas de fièvre, plus de vomissements ; la malade qui avait de la diarrhée a de la tendance à la constipation. Le 5 au matin tout est rentré dans l'ordre ; la fistule continue de donner du liquide ascitique. État général bon, malgré quelques vomissements alimentaires. La malade revient chez elle le 18 juin.

Observation LXXI

Inédite. Due à l'obligeance de M. le professeur Demons.

M. le professeur Demons a pratiqué il y a deux ans la laparotomie chez une jeune femme pour un kyste de l'ovaire. A l'ouverture de l'abdomen, il constata qu'il avait affaire à une péritonite tuberculeuse. Il se contenta d'évacuer le liquide et de saupoudrer d'iodoforme la cavité péritonéale.

Les suites opératoires furent des plus simples. La malade se rétablit rapidement et à l'heure où nous écrivons la guérison se maintient encore.

Voilà les faits. Il s'agit maintenant de les interpréter aussi rigoureusement que possible et tâcher d'en tirer des conclusions pratiques. C'est ce que nous nous proposons de faire dans le chapitre suivant.

CHAPITRE II

Critique.

Pour faciliter au lecteur l'intelligence des remarques qui vont suivre, nous avons cru devoir résumer tout d'abord, en une sorte de tableau synoptique, les points principaux de nos observations. Cette manière de procéder aura le double avantage de nous éviter de nombreuses redites, et de rendre plus frappants les résultats obtenus.

Nous avons laissé de côté les indications tirées du sexe et de l'âge, notre intention n'étant pas de faire une statistique étiologique de la péritonite tuberculeuse. Nous nous sommes contenté de relever soigneusement les diagnostics portés avant l'opération, les conditions et les résultats de l'intervention chirurgicale.

Ce dernier chapitre a été, en particulier, l'objet d'une critique sévère : nous y avons en effet consigné, sous la rubrique : *Décès par généralisation*, tous les cas dans lesquels la guérison ne s'est pas maintenue au moins pendant six mois, et nous avons noté à part ceux dans lesquels la guérison est signalée sans autre mention.

TABLEAU ANALYTIQUE DES OBSERVATIONS

NUMÉROS	NOMS DES AUTEURS	DIAGNOSTIC									LAPAROTOMIE							RÉSULTATS				
													TOILETTE DU PÉRITOINE					DÉCÈS		GUÉRISON		
		Pas de diagnostic	Péritonite tuberculeuse	Péritonite cancéreuse	Ascite	Tumeur de l'ovaire	Tuberculose génitale	Rein tuberculeux	Salpingite tuberculeuse	Occlusion intestinale	Simple	Avec résect. mass. tuberc.	Sublimé	Acide phénique	Application iodoforme	Drainage	Sans autre mention	Post-opératoires	Par généralisation	Sans autre mention	Survie au delà de 6 m.	Survie au delà d'un an
1	Spencer Wells					1					1											1
2	Dohrn					1					1											1
3	Naumann				1									1				1				
4	id.	?									1							1				
5	id.	1												1								1
6	id.	1															1					1?
7	Lindfors					1								1								1
8	Hegar						1					1										1
9	id.				1										1				1			
10	König					?								1	1						1	
11	id.					?								1	1							1
12	id.							1									1		1			
13	id.					1						1		1	1						1	
14	Homans (1885)	1														1					1	
15	Boerner					1							1									1
16	Poten	1																		1		
17	Schwarz	1															1					1
18	id.						1								1						1	
19	Frommel					1									1						1	
20	id.					1									1							1
21	Hirschberg	1											1								1	
22	Ahlfeld			1													1		1			1
23	Meinert	1															1			1		
24	Graefe		1												1					1		
25	Martin		1											1						1		
26	id.		1											1								1
27	Battlenher					1					1									1		
28	Olshausen		1								1										1	
29	Von Säxinger					1					1											
30	Hofmokl	1									1								1			
31	Von Preuss-Bilin					1					1								1			
32	Esmarch		1														1			1		
33	id.					1											1			1		
34	id.					1											1			1		
35	Mikulicz		1														1					1
	A Reporter	9	5	1	2	12	2	1	»	»	8	2	2	8	8	1	9	2	5	8	7	13

NUMÉROS	NOMS DES AUTEURS	DIAGNOSTIC									LAPAROTOMIE							RÉSULTATS				
													TOILETTE DU PÉRITOINE					DÉCÈS		GUÉRISON		
		Pas de diagnostic	Péritonite tuberculeuse	Péritonite caséeuse	Ascite	Tumeur de l'ovaire	Tuberculose génitale	Rein tuberculeux	Salpingite tuberculeuse	Occlusion intestinale	Simple	Avec résect. mass. tuberc.	Sublimé	Acide phénique	Application iodoforme	Drainage	Sans autre mention	Post-opératoires	Par généralisation	Sans autre mention	Survie au delà de 6 m.	Survie au delà d'un an
	Report	9	5	1	2	12	2	1	»	»	8	2	2	8	8	1	7	2	5	8	7	13
36	Mikulicz		1														1					1
37	Wagner					1											1					1
38	Kappeler	1															1					1
39	Petri					1											1					1
40	Schmalfuss					1						1										1
41	Kümmel					1							1									
42	id.									1									1			
43	Jacobi					1										1				1		
44	Mayo Robson (1886)		1														1			1		
45	id.		1														1			1		
46	Mary Snoddy Whetsone	1												1		1		1				
47	Clarke				1									1							1	
48	Knaggs					1											1					1
49	Van de Warker				1								1				1					1
50	Square					1											1			1		
51	Bampton	1															1			1		
52	Homans (1888)				1								1							1		1
53	id.					1							1			1					1	
54	Pepper								1			1	1								1	
55	Mayo Robson (1888)				1							1	1			1		1				
56	id.								1				1								1	
57	Elliot					1											1				1	
58	Morrill et Bradford		1										1			1					1	
59	Cabot					1									1	1						1
60	id.				1							1				1						1
61	Tedenat		1									1				1		1				
62	Launois		1													1				1		
63	Cadet de Gassicourt		1											1	1					1		
64	Letiévant					1						1		1								1
65	Lebec					1											1					1
66	Jeannel								1										1			
67	Demons		1												1							1
68	Lanelongue (de Bordeaux)					1						1	1		1	1					1	
69	Petit					1							1									1
70	Demons				1										1					1		
71	Id.					1																1
	TOTAUX	12	14	7	8	23	2	1	3	1	8	9	12	12	13	11	21	5	7	16	15	28

Le premier fait qu'établit l'étude attentive de nos observations, est l'efficacité certaine du traitement chirurgical dans la péritonite chronique tuberculeuse. Cette proposition est en effet démontrée par notre statistique, qui indique un chiffre imposant de succès opératoires, 83,09 0/0, dont près de la moitié, 39,43 0/0, à titre définitif. Cette dernière proportion est même sûrement inférieure à la réalité si l'on considère que nous ne regardons comme absolument acquises que les guérisons qui ont au moins un an de date, et que ce détail, omis dans quelques-unes de nos observations, nous a empêché de ranger dans cette classe, un assez grand nombre de cas, 22,53 0/0, où ce résultat a été néanmoins évidemment atteint.

Mais outre les chiffres, qui sont déjà par eux-mêmes fort éloquents, nous trouvons des faits qui sont bien autrement démonstratifs, et dont quelques-uns ont la précision et la valeur d'une expérience. Dans quelques cas en effet, les sujets succombent aux progrès de leur tuberculose ; mais du côté du péritoine, le processus a été complètement enrayé. Telles sont les observations de Hegar, Preuss-Bilin, etc., etc., qui constatent cliniquement le fait. Mais où la démonstration devient absolument rigoureuse, c'est lorsque, à côté de l'évolution clinique, on trouve la preuve anatomique sur la table d'autopsie. Les résultats auxquels nous faisons ici allusion sont consignés dans un certain nombre d'observations, parmi lesquelles les trois suivantes sont particulièrement remarquables.

OBS. n° 21.—... *Huit mois après l'opération* le malade mourait de phtisie pulmonaire. *A l'autopsie, le péritoine était net, et on ne trouvait plus trace des nombreuses granulations que l'on avait autrefois constatées.* —(Voir p. 16.) — Hirschberg.

OBS. n° 22. — ... *A l'autopsie*, qui eut lieu un an et demi après, *le péritoine était complètement uni* (littéralement lisse, poli) ; *il ne restait plus trace de granulations.* — (Voir p. 16.) — Ahlfeld.

OBS. n° 30. —... Péritonite tuberculeuse type, *démontrée par l'examen microscopique.* La malade eut une amélioration notable tout d'abord, mais mourut six mois après. *A l'autopsie il n'y avait pas de reproduction notable du liquide.* — (Voir p. 18.) — Hofmokl.

Nous sommes donc autorisés à affirmer d'ores et déjà, la curabilité de la péritonite chronique tuberculeuse, en nous appuyant sur les données fournies par la statistique, l'évolution clinique, et les autopsies.

La régression des symptômes se fait à la suite et sous l'influence évidente de l'intervention, mais nous n'en saisissons pas le mécanisme. Comment, en effet, expliquer que dans une péritonite tuberculeuse diffuse, un lavage antiseptique qui n'atteint pas forcément tous les points en proie à l'infection bacillaire, quelques grammes d'iodoforme, ou même la simple évacuation du liquide aseptique, suffisent non seulement à enrayer la marche locale du processus, mais encore à rendre en quelques mois, à un péritoine criblé de granulations et dégénéré, ses caractères et son aspect normaux ? Les théories ne manquent pas, mais aucunes d'elles ne donnent pleine satisfaction à l'esprit, ou ne rend suffisamment compte des faits observés. Quelques-unes sont ingénieuses, et nous citerons à ce titre celles qu'ont émises Cabot, Van de Warker, et Cameron de Huddersfield.

Pour Cabot, la tuberculose des séreuses est en somme une tuberculose de surface (?), limitée d'un côté par les tissus sains, de l'autre en contact avec un liquide éminemment favorable à la progression de l'infection. Supprimez le liquide, assurez son évacuation complète, pansez la surface malade, désinfectez-la, et vous guérirez sans nul doute l'affection tuberculeuse. D'où pour lui l'indication formelle du drainage, du lavage antiseptique de la cavité péritonéale, et l'insuccès assuré à la ponction seule, ou à la simple évacuation du liquide, même par la laparotomie.

Comme cet auteur, nous pensons qu'il ne suffit pas d'évacuer l'ascite, et que le lavage antiseptique et le drainage constituent des conditions favorables à la guérison. Nous aurons du reste l'occasion de revenir sur cette question lorsque nous discuterons le mode d'intervention. Mais, nous trouvons qu'il a tort de révoquer en doute les succès obtenus par la simple évacuation du liquide de la cavité. Il est des cas dont l'authenticité est absolue et qui sont consignés dans notre statistique, où cette unique manœuvre opératoire a suffi à assurer la cure de la péritonite. L'un des plus remarquables en ce genre est celui de Spencer Wels, dont la malade vit encore et qui, comme on le sait, est opérée depuis 1862.

Le Dr Cameron de Huddersfield, donne une explication qui a le mérite de répondre davantage aux faits et aux idées qui ont actuellement cours sur les infections bacillaires. « Il est possible, dit-il, que cette action curative s'obtient en enlevant les ptomaïnes qui résultent de l'évolution du bacille dans le tubercule, accumulées dans le liquide ascitique, et dont l'absorption favorise indubitablement la propagation de la maladie dans d'autres organes. »

L'hypothèse est vraisemblable, et nous la déclarons pour notre part fort acceptable, mais ce n'est qu'une hypothèse que, dans l'état actuel de nos connaissances, nous ne pouvons suffisamment vérifier.

Dans un très intéressant mémoire sur le sujet qui nous occupe et à propos d'une observation qu'on trouvera longuement résumée dans notre précédent chapitre, Van de Warker étudie avec le plus grand soin les conditions de curabilité de la péritonite tuberculeuse et voici comment il explique la possibilité de la guérison par l'intervention chirurgicale. Il commence par rappeler que cette affection est curable spontanément, sous certaines conditions. Puis il examine l'évolution de la maladie péritonéale. Le tubercule crée une épine inflammatoire; sa présence sur la séreuse a pour corollaire un processus phlegmasique. Dès lors, le péritoine irrité, enflammé, est un terrain tout préparé pour l'éclosion de nouveaux tubercules. La propagation gagne de proche en proche et la généralisation a des chances de se faire. Si maintenant l'on traite la *péritonite*, si en d'autres termes l'on combat le processus inflammatoire, par un traitement chirurgical approprié, on favorise la régression de l'infection spécifique, et on prépare tout au moins la guérison, qui se fait alors comme toujours, par encapsulation, transformation fibreuse, ou calcification.

C'est en effet là le nœud de la question : l'intervention chirurgicale ne *guérit* pas la péritonite tuberculeuse, elle en favorise simplement la régression. Elle met le sujet dans de très bonnes conditions pour guérir, non seulement en combattant le processus inflammatoire, comme le veut Van de Warker, mais encore en débarrassant la cavité péritonéale de cette ascite, véritable bouillon de culture ou pullulent les micro-organismes, en la détergeant et en en assurant l'antisepsie, comme le veulent Cabot et Cameron.

Cette tendance naturelle que possède la péritonite tuberculeuse, pour marcher spontanément vers la guérison, est bien connue des cliniciens. Le péritoine qui a subi des poussées inflammatoires successives, qui a été soumis à une macération plus ou moins prolongée dans un liquide ascitique ou purulent, qui, sous l'influence du processus spécifique est devenu fibreux dans certaines de ses parties, a certainement perdu quelques-unes des propriétés qui en font une membrane éminemment absorbante et sensible. L'inflammation chronique dont le tubercule est la cause, par le fait même des lésions qu'elle provoque, diminue considérablement les nombreuses voies d'absorption que le péritoine présente d'ordinaire aux produits septiques qui sont introduits dans sa cavité. Il est facile de se convaincre de la vérité de cette assertion, en se rapportant à l'anatomie pathologique de la péritonite tuberculeuse, telle que l'ont exposée Gueneau de Mussy, Gœbel, Boulland, Spillmann et Ganzinotty, etc., etc.

Un fait qui doit nous éclairer sur ce point particulier, est la manière dont se généralise la tuberculose primitivement localisée au péritoine. Nous ne parlons pas bien entendu des formes aiguës, de la granulie, pas plus que des manifestations phymiques du côté de la cavité abdominale, survenant à titre d'épiphénomène, dans l'évolution d'une tuberculose pulmonaire par exemple. Eh bien, il est rare, dans les cas auxquels je fais allusion et qui ont été parfaitement étudiés par Lépine et Blanc, Fernet, Boulland, Godelier, il est rare, disons-nous, de voir l'infection bacillaire frapper d'emblée le sommet du poumon. Le plus souvent, c'est la plèvre qui est en cause, en raison des connexions intimes qui unissent sa face postéro-inférieure au péritoine. C'est pour ainsi dire par continuité de tissu, les canaux lymphatiques du diaphragme, servant de trait d'union, que se développent les lésions et « se produisent la migration et la pullulation des bacilles tuberculeux » (Spillmann). — C'est un processus analogue à celui que Lannelongue a si bien mis en lumière, pour les collections froides en relation avec une lésion osseuse.

Même arrivée là, la maladie est encore purement locale ; la tuberculose pleuro-péritonéale peut encore s'arrêter et guérir, sans que l'infection se propage au delà. La statistique de Boulland ne laisse aucun doute à cet égard, puisque sur trente-six observations qu'il a réunies dans sa thèse, il a noté dix guérisons.

Telle est la marche ordinaire de la tuberculose primitive du péritoine. La généralisation est relativement assez rare, la propagation, lorsqu'elle est observée, se fait dans des conditions exceptionnelles de lenteur (Peter), de tissu à tissu, par poussées successives, prête toujours à rétrocéder devant les efforts de la nature, la résistance de l'organisme envahi.

Ces considérations trouvent certainement leur prix dans les applications thérapeutiques qui en découlent ; elles vont, entre autres avantages, nous permettre d'établir les indications de l'intervention chirurgicale et de discuter, en connaissance de cause, la valeur d'un traitement encore peu usité de nos jours.

Reprenons pour cela, la comparaison que nous proposions tout à l'heure entre l'abcès par congestion de la colonne vertébrale et la péritonite tuberculeuse.

Dans le premier cas, la conduite du chirurgien est toute tracée. Elle varie suivant deux périodes principales. Au début, le traitement médical : reconstituants, toniques, etc ; quelques moyens palliatifs : appareils, corsets, immobilisation. Malgré cette thérapeutique, toujours en éveil, l'abcès loin de rétrocéder poursuit sa marche en avant. En un point, la peau s'amincit ; la collection va s'ouvrir, les phénomènes les plus graves sont sur le point d'éclater. Alors le chirurgien abandonne rapidement la conduite tenue pendant la première période, l'expectation armée, dont il a jusqu'ici fait sa méthode de choix. Il évacue la collection purulente, injecte dans la cavité des liquides modificateurs, ou, plus hardi, il l'ouvre largement, déterge le foyer et dans quelques cas porte même l'instrument sur l'os carié qui a été le point de départ de l'affection (Israël).

Avec ce que nous connaissons maintenant de la marche de la péritonite chronique tuberculeuse, n'avons-nous pas là, le modèle tout tracé de la conduite à tenir? Avons-nous besoin d'intervenir autrement que par un traitement général, lorsque nous avons affaire à une de ces péritonites à marche lente, à cette *forme fibreuse* sur laquelle insistent avec tant de soin, Boulland et les auteurs de l'article du Dictionnaire? Nous savons, que si la lésion reste limitée à la cavité péritonéale, la guérison spontanée est, pour ainsi dire, la règle. Lorsque l'ascite est peu importante, que les phénomènes généraux ne nous forcent pas la main, on peut espérer arriver à un résultat satisfaisant, avec cette thérapeutique de réparation, avec ces moyens palliatifs (révulsion, etc.) auxquels nous faisions allusion tout à l'heure. Et alors en six mois, huit mois, un an, quelquefois davantage, cette péritonite qui nous faisait craindre une issue dans quelques cas fatale, aura complètement disparu, sans que nous ayons exposé notre malade aux dangers d'une intervention chirurgicale intempestive. — C'est ainsi que l'on se comporte, dans une carie dorsale ou lombaire, par exemple, même lorsque la collection purulente est diagnostiquée, et tout le monde sait que dans quelques circonstances, assez rares il est vrai, on peut obtenir la résolution. Cette conduite est admise par tous les chirurgiens : pourquoi ne l'adopterait-on pas d'une manière absolue pour la péritonite chronique tuberculeuse, puisque l'on sait que là les chances de régression sont infiniment plus nombreuses et partant plus probables?

Mais poursuivons notre étude.

Nous voici au contraire en présence d'une péritonite tuberculeuse qui, loin de rétrocéder sous l'influence du régime sévère auquel nous la soumettons, s'aggrave tous les jours. L'ascite devient de plus en plus considérable : le ventre est fortement distendu. Notre malade maigrit, elle est en proie à la fièvre vespérale, et vomit. En un mot l'élément phlegmasique domine comme dans l'exemple qui nous est personnel (obs. 68) et si nous n'intervenons pas, notre malade ne va bientôt plus pouvoir faire les frais de sa lésion. En même temps, nous trouvons en arrière, vers la base du poumon, de la matité, les signes non équivoques d'un épanchement de faible importance. Alors, il n'y a pas à hésiter : le chirurgien doit intervenir.

Encouragé par les résultats heureux de la laparotomie, il la proposera nettement à sa malade et lui fera entrevoir à ce prix une guérison possible. Mais il ne doit à notre avis se résoudre à cette extrémité que lorsque le danger presse, que les forces du sujet s'en vont et qu'il n'a plus *rien* à espérer du traitement purement médical. Et, encore ne doit-il pas oublier que son intervention n'est pas absolument curative, qu'elle n'est que palliative, — comme la colotomie ou la rectotomie, dans les rétrécissements organiques du rectum, — avec cette différence que dans un certain nombre de cas heureux elle peut devenir radicale.

On trouvera que c'est peut-être là un jugement un peu sévère : on nous objectera ce chiffre de 83,09 0/0 de succès obtenus et l'on s'étonnera que nous ne soyons pas plus enthousiaste sur le compte de l'intervention. Sans doute les résultats sont remarquables et nous les proclamons : mais, nous ne devons pas oublier que notre statistique donne 7,05 0/0 de décès post-opératoires ; que la généralisation s'est poursuivie et a amené la mort dans 9,87 0/0 des cas, et qu'enfin la guérison n'a été que temporaire dans la proportion de 21,15 0/0 ! Ces chiffres doivent nous rendre prudents dans l'appréciation que nous avons à porter sur le sujet qui nous occupe.

Mais, nous l'avons déjà déclaré et nous n'y revenons pas : il est des circonstances où il faut agir et tenter par l'intervention de faire bénéficier son malade d'une amélioration momentanée ou même d'une guérison définitive.

Nous avons pris comme exemple un cas extrême, mais il y a lieu de se demander s'il ne faut pas opérer d'autres types de péritonites tuberculeuses.

Tous les auteurs depuis Kümmel, Cabot, Hirschfeld, etc., etc., jusqu'à Ceccherelli, dans une communication récente, Audry, Truc, Secheyron, en France, considèrent comme cas de choix, la péritonite avec ascite. Ils nous disent tous qu'ils conseillent volontiers l'opération, lorsque l'ascite est le symptôme clinique capital et que la maladie n'a pas attaqué ou sérieusement altéré d'autres organes.

Pour notre part, nous pensons qu'il faut préciser davantage. Avec Truc, nous admettons qu'il n'y a pas de traitement chirurgical dans la forme très aiguë (granulie) ou dans cette forme fibreuse qui guérit, ou reste toujours bénigne. Mais pour nous, l'*indication de l'in-*

tervention existe toutes les fois que l'état général s'aggrave, ou que la généralisation menace de se faire. Dans ces cas il y a presque toujours de l'ascite, mais, encore une fois, elle n'a pas besoin d'être comme le veulent les auteurs dont j'ai cité les noms, le symptôme clinique capital, pour nécessiter l'opération. Ce sont bien plus les symptômes généraux que les phénomènes locaux qui doivent dicter notre conduite.

Certes, ces derniers ont leur importance, et nous n'avons point la pensée de la méconnaître : mais ils ne l'acquèrent qu'à cause du retentissement sur l'état général que produit toujours l'aggravation de l'état local.

Il reste bien entendu néanmoins que cette altération de la santé générale doit rester dans de certaines limites : nous n'opérerons pas les sujets dont les sommets seront plus ou moins ramollis ou infiltrés de tubercules, pas plus que ceux qui auront des manifestations bacillaires avancées du côté d'autres organes. Ici la règle est la même, que celle qui est admise par la plupart des chirurgiens pour les tuberculoses locales ; ces faits sont bien connus et l'on comprendra que nous n'insistions pas.

Enfin à côté des cas que nous avons signalés et dans lesquels l'intervention s'impose, il en est d'autres où le succès ne serait pas douteux, où l'indication serait formelle, si un diagnostic ferme était posé. Mais on conçoit quelle difficulté il y a à reconnaître un foyer circonscrit, alors que, quand tout le péritoine est envahi, les erreurs de diagnostic sont si fréquentes. Le tableau analytique de nos observations nous donne sur ce point un enseignement de la plus haute valeur, puisque la péritonite tuberculeuse n'a été diagnostiquée avant l'opération que dans la proportion de 19,71 0/0 !

On admettra sans peine en effet que si par des signes précis, on arrivait à déterminer d'une façon certaine le siège d'un foyer tuberculeux circonscrit en un point de la cavité péritonéale, il n'y aurait pas lieu d'hésiter à tenter une cure absolument radicale. D'un seul coup on enlèverait tout le mal et on mettrait ainsi le sujet à l'abri d'une généralisation possible.

Or, cette localisation si difficile, si impossible dans le plus grand nombre des cas, devient possible lorsque chez la femme, la tuberculose péritonéale succède à une tuberculose génitale. Il arrive quelquefois, que l'on saisit le passage si l'on peut parler ainsi, et que l'on peut atteindre la lésion avant qu'elle se propage à tout le péritoine. Les opérations de salpingectomie, avec extirpation plus ou moins complète des ligaments larges, qui sont aujourd'hui communément pratiquées (Terrillon), peuvent être dirigées avec le plus grand succès contre les infiltrations bacillaires de ces organes (1).

A l'exception de ces cas particuliers, le diagnostic est

(1) Notre thèse était déjà sous presse, lorsque parut le 10 juillet une très importante leçon clinique de M. Terrillon sur la salpingite tuberculeuse. Nous avons jugé cependant impossible de passer sous silence les conclusions thérapeutiques du distingué chirurgien de la Salpêtrière qui vient apporter la grande autorité de sa parole à la thèse que nous soutenons ici. C'est pourquoi nous n'avons pas cru

des plus difficiles. Et nous ne parlons pas ici seulement du diagnostic de *quantité*, de *localisation*, qui est, pour le moment du moins, au-dessus de nos forces, mais même du diagnostic de *qualité*, de *nature*. La confusion la plus fréquente est celle qui est faite avec le kyste de

pouvoir mieux faire que de reproduire ici *in extenso* toute la fin de la leçon publiée par le *Bulletin médical*, qui se rapporte directement à notre sujet.

« Jusqu'à ces dernières années, dit M. Terrillon, la thérapeutique de la salpingite était constituée exclusivement par des moyens médicaux. Les vésicatoires, les sinapismes, les sangsues, les pointes de feu, étaient couramment mis en usage contre cette affection.

« Aujourd'hui on est entré dans une voie plus hardie ; la chirurgie apporte aux malades une guérison que les moyens médicaux avaient été impuissants à leur donner.

« Comme la question est complexe, comme le traitement chirurgical n'est pas encore accepté par tous les chirurgiens, il faut se demander si on rend service aux femmes atteintes de cette affection, en enlevant les organes malades et surtout quel genre de service on peut leur rendre.

« Il n'est pas douteux que les malades retirent de l'opération un réel bénéfice. Il en est de la salpingite tuberculeuse comme de l'orchite tuberculeuse. A propos de l'orchite tuberculeuse, vous pourrez lire, dans le livre que j'ai fait en collaboration avec mon collègue et ami M. Monod, des exemples de malades ayant subi l'opération, dont l'état général s'est rapidement amélioré et qui n'ont pas de récidives depuis six ou sept ans. Je vous ai déjà expliqué ces faits plus haut. *La salpingite tuberculeuse étant une manifestation locale de la tuberculose, et restant, au début, complètement isolée*, il est naturel de penser que l'ablation des parties malades empêchera les lésions de se propager de proche en proche, soit du côté de l'utérus, soit du côté de l'ovaire ou du *péritoine*. En effet, un certain nombre d'observations ont été publiées, qui prouvent l'amélioration des opérées, la *disparition des douleurs* et des poussées continuelles de pelvi-péritonite. Je considère même que l'ablation *hâtive* est d'autant plus indiquée ici, que l'affection des organes situés dans le péritoine, prol'ovaire : quarante fois sur cent l'erreur est commise, et l'on peut dire d'une façon générale que c'est à cette *bienheureuse faute,* que nous devons d'être aujourd'hui fixés sur la valeur du traitement chirurgical de la péritonite chronique tuberculeuse. Parcourez le tableau

voque des accidents autrement graves, autrement sérieux, que ceux provoqués chez l'homme par la tuberculose des organes génitaux, épididyme et testicule.

« Lorsqu'il y a suppuration, lorsque la trompe et l'ovaire sont transformés en cavernes tuberculeuses, lorsque l'état général s'affaiblit graduellement au point de faire craindre une issue fatale à brève échéance, il n'y a pas d'hésitation possible et il faut intervenir hardiment pour donner aux malades leur seul moyen de guérison.

« Rappelez-vous ce que je vous ai dit à propos de l'anatomie pathologique. Ici on rencontre une plus grande difficulté opératoire, à cause de l'adhérence très prononcée de la trompe aux parties voisines, une plus grande violence est nécessaire pour détruire ces tissus fibreux ; l'opération devient plus dangereuse à cause de la rupture de la poche purulente dans la cavité péritonéale. Dans ces conditions, *il devient difficile* de faire un nettoyage *complet* du péritoine ; c'est dans ces cas difficiles que je préconise les lavages de la cavité péritonéale avec *plusieurs litres* d'eau bouillie, chaude, et que je fais le drainage des surfaces cruentées avec un drain gros et long dont l'extrémité supérieure sort par la plaie abdominale. Le drainage a dans ces conditions un immense avantage. Il se fait par le drain un suintement assez abondant pendant 24 heures ; ainsi se trouvent entraînés les détritus et les corps étrangers, débris de fausses membranes, caillots pouvant rester dans la cavité abdominale.

« Le drain est retiré au bout de 36 ou 48 heures, alors que le suintement par la plaie abdominale est devenu insignifiant. L'avantage du drainage dans ces cas graves est considérable, malgré les inconvénients dus à la présence du drain, malgré le retard apporté à la cicatrisation de la plaie, malgré même les fistules et les abcès secondaires.

« Vous avez pu observer dans mon service de la Salpêtrière, *cinq* statistique et vous verrez que dans la grande majorité des cas, on a fait la laparotomie pour toutes sortes de raisons, excepté pour guérir la lésion péritonéale. Les résultats qu'on a obtenus, ne l'ont été le plus souvent que par hasard, et quelquefois même à la grande surprise des chirurgiens qui ne les avaient pas cherchés.

malades auxquelles j'ai enlevé des trompes tuberculeuses *suppurées*, et qui ont guéri *malgré la rupture de ces abcès dans le péritoine*, grâce à un nettoyage parfait de la séreuse et à un drainage méthodique.

« Dans certains cas, on ne peut pas enlever les organes malades à cause de la solidité et de l'étendue des adhérences. Mais *il est encore possible de traiter la salpingite tuberculeuse comme vous traitez un abcès ordinaire*. On ouvre la poche, on évacue le contenu, et après *grattage* et lavage de l'abcès, on suture les parois de celui-ci aux lèvres de la plaie abdominale, et l'opération est complétée par un bon drainage.

« Vous pouvez vous demander enfin, si les chirurgiens doivent intervenir lorsqu'il y a tuberculisation d'autres organes. Cette question est plus difficile à résoudre ; cependant je crois que l'on peut encore faire quelques tentatives opératoires, car c'est enlever ainsi la cause principale des accidents et du dépérissement de la malade.

« Vous avez pu voir dans mon service une de mes malades qui présentait, en même temps qu'une double salpingite tuberculeuse suppurée, des signes évidents de tuberculose pulmonaire au sommet du poumon gauche. Cette malade était très affaiblie. L'ablation des annexes de l'utérus améliora rapidement l'état général de cette femme.

« Ces résultats sont encourageants, surtout lorsqu'on les compare à l'impuissance des moyens médicaux employés en pareil cas. Mais avant de tenter une opération, vous devez étudier vos malades avec soin, afin d'arriver à faire le diagnostic de la salpingite tuberculeuse au début, aussi sûrement que possible. » *Bulletin médical*, 10 juillet 1889, p. 869.

C'est qu'en effet les péritonites tuberculeuses qui s'accompagnent d'ascite, prennent souvent une forme enkystée, qui peut en imposer à un esprit non prévenu. Dans l'un des cas que nous avons rapporté, on percevait très nettement les inégalités d'une paroi kystique et l'on sentait même ce bruit de frottement spécial qui appartient en propre aux kystes, dont la présence dans la cavité abdominale a provoqué des poussées légères de péritonite antérieure.

Le liquide extrait par une ponction exploratrice fournit lui-même des données infidèles.

L'analyse dans un de nos cas en avait révélé la provenance kystique, et pourtant nous avons eu affaire à un liquide d'origine ascitique. Nous savons bien que l'examen bactériologique peut dans quelques cas donner de précieux renseignements, et cependant nous nous rappelons que dans l'observation qui nous est personnelle, la recherche du bacille dans le liquide a toujours été faite en vain.

Cette difficulté de diagnostic est évidemment une entrave considérable à la *vulgarisation* du traitement chirurgical de la péritonite tuberculeuse, entrepris dans les limites que nous avons indiquées. Nous allons plus loin, en disant que ce sera là une des causes qui empêcheront d'accueillir avec faveur cette innovation chirurgicale, qui pourtant serait appelée à rendre de très grands services. Et cela durera jusqu'au moment où l'on trouvera des méthodes d'investigation clinique plus précises, et nous sommes convaincu que dans cet ordre d'idées, l'avenir appartient à l'analyse chimique.

Quoi qu'il en soit, dans les cas où le diagnostic sera fait, établi d'une façon certaine, que les indications de l'intervention seront nettes, il s'agira de faire choix d'un mode de traitement. En lisant nos observations on a pu se convaincre que les méthodes employées ont été des plus diverses, et ont varié avec les chirurgiens.

Tandis que les uns se contentent de faire simplement la laparotomie, d'évacuer aussi complètement que possible le liquide, et s'en tiennent là, les autres appellent à leur aide les lavages antiseptiques ; quelques-uns laissent à demeure un agent modificateur dans la cavité péritonéale, tel que l'iodoforme ; d'autres enfin ont recours au drainage, qui leur permet de continuer à déterger les foyers suspects et de s'opposer à la récidive de l'ascite. Or, les succès obtenus par ces différentes méthodes sont à peu de choses près les mêmes et la statistique ne nous donne sur ce sujet aucune espèce de renseignements.

Est-ce à dire pour cela que nous ne devions pas nous préoccuper de cette question et qu'il faille abandonner au hasard, qui jusqu'ici a si bien fait les choses, le soin de régler les détails d'une intervention dont les résultats peuvent devenir si précieux ? Nous ne le pensons pas et c'est pourquoi nous nous permettons d'insister sur ce point particulier.

Nous n'avons pas l'intention de refaire ici la question du traitement médical de la péritonite chronique tuberculeuse. On n'attend pas de nous, que nous indiquions, par le menu, l'hygiène, l'alimentation et les médicaments qu'il faut prescrire à ceux qui sont atteints de cette affection. Nous laissons ce soin à des auteurs plus compétents que nous, et nous renvoyons le lecteur qui désirerait s'instruire sur ce point particulier aux traités spéciaux et en particulier aux thèses et aux mémoires que nous avons eu l'occasion de citer dans le cours de ce travail.

Lorsque nous avons posé les indications de l'intervention chirurgicale, nous avons comparé la péritonite tuberculeuse à l'abcès froid provenant d'une lésion osseuse spécifique de la colonne vertébrale par exemple. Nous poursuivrons cette analogie dans l'étude et la division du traitement.

Dès que le chirurgien a en effet découvert l'abcès ossifluent, alors qu'il ne proémine pas encore vers la peau, après avoir mis en œuvre tous les moyens palliatifs dont nous avons parlé et qui tendent à favoriser la régression de la collection purulente, il peut en outre s'adresser directement à l'abcès lui-même en évacuant par aspiration, le liquide septique qu'il contient et en lui substituant un agent capable d'en modifier les parois. C'est par l'emploi raisonné de cette méthode que le professeur Verneuil est arrivé à amener la résorption de collections froides étendues, en les traitant par l'injection d'éther iodoformé. La communication de cet auteur au Congrès de chirurgie, le très important mémoire de Verchère, le travail de Reclus, la thèse de Hameau, ne laissent aucun doute sur la valeur de cette thérapeutique. — C'est ainsi que nous avons pu voir nous-même, au commencement de cette année, un vaste abcès de la région inguinale, disparaître après une seule injection, au point que quelques mois après on ne trouvait plus trace de son passage dans la fosse iliaque.

Eh bien, nous considérons que l'application de ce procédé doit être tentée pour la péritonite tuberculeuse, avant de recourir à une intervention chirurgicale plus radicale. Grâce à cette méthode, nous en sommes convaincu, on arrivera dans quelques cas à guérir complètement son malade, dans quelques autres, à enrayer dans une certaine mesure la marche des accidents, toujours à le soulager et à le consoler. C'est, en un mot, une thérapeutique d'attente par excellence, qui pourra souvent, croyons-nous, suffire à elle seule à amener la guérison.

L'idée n'est pas nouvelle. Dejà Truc dans sa thèse d'agrégation avait pensé qu'on pourrait mettre un terme aux accidents de la péritonite en injectant dans la cavité péritonéale une certaine quantité d'éther iodoformé. Mais il s'était contenté de signaler le fait, sans y attacher grande importance.

Pour notre part nous ne croyons pas que le chirurgien puisse impunément s'exposer à injecter dans le péritoine de l'*éther* iodoformé. Il ne faut pas en effet perdre de vue les effets sidérants de l'injection d'éther. Lorsqu'on traite ainsi des abcès même de petit volume il est de connaissance vulgaire, que le pouls se ralentit, qu'il y a fréquemment de la pâleur de la face et des extrémités, dans quelques cas même une tendance marquée à la syncope. A plus forte raison, ces phénomènes seront-ils observés avec intensité lorsque le péritoine sera en jeu et qu'on aura à redouter les réactions propres à cette séreuse, qui en font une des membranes les plus riches en phénomènes réflexes, de l'économie tout entière (Terrillon). Nous ne serions pas étonné de voir une pareille tentative être suivie d'une syncope mortelle.

Si donc nous employons l'iodoforme, qui, quoi qu'on en ait pu dire (Dubreuilh), est encore resté le meilleur modificateur des lésions tuberculeuses, que nous connaissions, nous repoussons de la façon la plus formelle l'éther comme véhicule, et nous lui substituons la vaseline liquide. Avec elle, aucun des inconvénients que nous avons attribués à l'éther n'est à craindre : c'est un produit inoffensif par lui-même, auquel l'iodoforme s'incorpore très bien et grâce auquel il peut être employé dans la thérapeutique abdominale.

Voici le manuel opératoire que l'on pourrait adopter.

L'ascite est évacuée au moyen d'un aspirateur, pour éviter la pénétration de l'air dans la cavité péritonéale. On peut laver cette même cavité avec un antiseptique, tel que l'acide borique, jusqu'à ce que le liquide injecté revienne clair. La cavité est de nouveau complètement vidée et on injecte alors des quantités variables d'une solution de vaseline iodoformée ainsi formulée :

Iodoforme.............	4	grammes.
Huile de vaseline liquide.	100	—

On peut renouveler souvent cette injection sans danger : car on n'a rien à craindre de quantités aussi minimes d'iodoforme — les accidents attribués à ce médicament devant plutôt être imputés, à notre avis, au véhicule éther, — et d'autre part on sait que la tuberculisation et la présence de l'ascite diminue considérablement le pouvoir d'absorption du péritoine.

Nous ignorons les résultats qu'un pareil traitement peut être appelé à donner; l'unique observation dans laquelle son emploi est noté, nous est personnelle. Un seul fait ne peut évidemment suffire, mais la rapidité avec laquelle la suppuration a été tarie d'une part, l'innocuité absolue de l'agent thérapeutique adopté d'autre part, permettent jusqu'à un certain point de prédire un avenir brillant à une pratique aussi rationnelle. Nous souhaiterions que des tentatives fussent faites dans cet ordre d'idées, car nous sommes persuadé que bientôt de nombreux succès viendraient consacrer l'excellence de la méthode.

Mais lorsque, malgré un traitement médical patiemment dirigé, malgré la ponction suivie d'injections modificatrices, les phénomènes persistent et s'aggravent, que la généralisation menace, il faut, nous l'avons dit, recourir à la laparotomie. Et ici, reprenant encore l'analogie que nous avons établie entre notre péritonite tuberculeuse et un abcès ossifluent, nous allons être immédiatement fixé sur la conduite à tenir dans le cas qui nous occupe.

Nous commençons d'abord par condamner la laparotomie simple qui est, à notre avis, plus dangereuse que la ponction non suivie de l'injection modificatrice, sans présenter plus d'avantages. — C'est ainsi que l'on ne se contente pas d'ouvrir simplement issue à la collection purulente lorsqu'on traite un de ces vastes abcès par congestion auxquels nous comparons notre péritonite.

Dans l'un et dans l'autre cas, il faut de toute nécessité déterger la cavité, c'est-à-dire, la soumettre à un lavage antiseptique aussi complet que possible. Ainsi l'on entraînera mécaniquement les ptomaïnes qui, d'après Cameron, sont la cause de tout le mal et on peut espérer même agir dans une certaine mesure sur l'agent morbigène, le bacille de la tuberculose.

C'est pour cette raison, que parmi les antiseptiques qui sont à notre disposition, nous donnons sans hésiter la préférence au bichlorure de mercure, à la liqueur de Van Swieten, étendue quatre fois de son volume d'eau bouillie, filtrée et chaude (1 gr. de bichlorure pour 5000 gr.). Avec un antiparasitaire de cette puissance, on a la chance d'obtenir le maximum d'effet, de faire la toilette du péritoine dans les meilleures conditions, de la faire complète, surtout si l'on emploie l'ingénieuse canule de Terrillon, et de rendre du premier coup absolument aseptique, la séreuse malade. Au point de vue pratique on n'a aucun danger de toxicité à craindre en raison des conditions spéciales du péritoine tuberculeux, et si, le lavage au sublimé étant terminé, on a le soin d'enlever au moyen d'un courant d'eau stérilisée et bouillie, tout ce qui reste du sel hydrargyrique. Des esprits timides pourront même prolonger ce lavage, jusqu'à ce que le liquide de sortie n'impressionne plus le papier réactif si sensible de Merget (azotate d'argent ammoniacal).

Ainsi employé, le sublimé n'est pas plus dangereux que l'acide phénique, l'acide borique, etc., et il a sur tous ces agents une supériorité incontestable au point de vue du résultat à obtenir.

L'intervention chirurgicale peut aller au delà de ce simple lavage. Et, — renouvelant pour le péritoine la méthode hardie si heureusement inaugurée par Bœckel et Israel pour les lésions osseuses de la colonne vertébrale — nous estimons que dans quelque cas on pourra avoir recours au grattage. Il est rare en effet que dans les péritonites tuberculeuses, il n'y ait pas des points où la lésion soit plus marquée qu'elle ne l'est ailleurs. Il n'est pas extraordinaire de rencontrer dans certains endroits de véritables parois kystiques formées par les fausses membranes, résultant de l'organisation des exsudats du péritoine tuberculeux. Faut-il abandonner à la nature le soin de résorber ces néoformations? Nous ne le croyons pas; nous pensons au contraire que le chirurgien doit attaquer résolument ces productions avec la curette de Volkmann, racler les fongosités les plus confluentes, réséquer, même, dans la mesure du possible, les fausses parois kystiques qu'il pourra rencontrer. A ce prix, l'on fera une opération utile et on mettra la lésion dans les meilleures conditions pour se réparer rapidement.

La toilette du péritoine sera faite comme précédemment, l'hémostase sera rigoureusement assurée, et la plaie pourra être refermée comme à l'ordinaire.

Mais ici une question se pose : faut-il ou non, mettre une certaine quantité d'iodoforme dans la cavité abdominale? Nous n'hésitons pas à répondre affirmativement.

Encore une fois nous avons vu l'iodoforme employé *largâ manu* dans la chirurgie abdominale, par la plupart de nos maîtres, et pendant les huit années que nous avons suivi leur enseignement, il ne nous est jamais arrivé de constater d'accidents imputables à cette substance. C'est pourquoi nous ne craignons pas de recommander de la façon la plus formelle l'usage de ce puissant modificateur des lésions tuberculeuses.

Il reste un dernier point à examiner, je veux parler du drainage. Comme notre statistique le démontre il n'a été employé que dans la proportion de 11 à 12 0/0. Les Anglais et les Américains sont, pour les raisons que nous avons exposées plus haut, les partisans fervents de cette méthode.

Pour notre part nous avons cru devoir adopter un procédé mixte. Nous serions en effet volontiers d'avis que dans le plus grand nombre des cas, pour ne pas dire toujours, on tente d'assurer aux malades, le bénéfice d'une réunion par première intention. Mais pour peu que le liquide ascitique ait de la tendance à se reproduire, pour peu qu'une légère élévation de la température soit observée le soir, nous pensons qu'il faut établir un drainage sérieux pour achever de déterger la cavité péritonéale encore malade, et pour donner issue à tous les produits tuberculeux qui y sont accumulés. En outre, par ce moyen, on pourra continuer les injections modificatrices, renouveler fréquemment ces lavages antiseptiques, dont l'utilité nous a paru incontestable, assurer en un mot cette asepsie du péritoine, cette *stérilisation* de sa cavité, qu'une première intervention avait été impuissante à obtenir.

En outre des considérations qui précèdent, le drainage a en effet un inconvénient, celui d'entretenir pendant longtemps une fistule péritonéale. Des malades parfaitement guéris d'ailleurs, qui prennent chaque jour de l'embonpoint, recouvrent leurs forces, sont incommodés par la suppuration interminable du trajet, suppuration qu'on a la plus grande peine à tarir. On a vu dans la série de nos observations quelques cas qui sont la pémonstration malheureuse de cette assertion.

En résumé, le traitement chirurgical de la péritonite chronique tuberculeuse peut être entrepris de deux manières :

1° La *ponction* suivie d'injection modificatrice ;

2° La *laparotomie* avec lavages antiseptiques, raclages et applications d'iodoforme ; avec ou sans drainage.

Quelle que soit la méthode employée il est constant que l'intervention constitue une thérapeutique des plus efficaces, qui doit désormais prendre place à côté du traitement médical.

CONCLUSIONS

I. — L'efficacité de l'intervention chirurgicale dans la péritonite chronique tuberculeuse est aujourd'hui démontrée (statistique, autopsies).

II. — Cette intervention n'agit probablement qu'en favorisant l'évolution du tubercule vers la cicatrisation, en préparant par conséquent la régression spontanée de la lésion.

III. — C'est dire qu'on ne doit y recourir que lorsque le traitement médical est demeuré impuissant, ou que les accidents en raison de leur gravité, ne permettent plus l'expectation.

IV. — La thérapeutique chirurgicale d'attente consiste dans l'évacuation de l'ascite, suivie d'une injection modificatrice (vaseline liquide iodoformée).

V. — La laparotomie avec lavages antiseptiques (sublimé) de la cavité péritonéale, suivie d'une application de poudre d'iodoforme, constitue le traitement chirurgical par excellence de la péritonite chronique tuberculeuse.

VI. — Le drainage est, dans quelques cas rebelles, un puissant adjuvant pour amener la disparition complète des accidents.

INDEX BIBLIOGRAPHIQUE (1)

Ahlfeld. — *Deutsch. med. Wochenschr.*, 1880. (cité par Kümmel, *loc. cit.*).

Audry. — De la laparotomie dans la péritonite tuberculeuse. *Lyon médical*, 1887, t. LVI, p. 327-332.

Bruen (E. T.). — Abdominal section for chronic tubercular peritonitis. *Proc. Philadelphia co. med. Soc.*, 1887. Philad., 1888, VIII, 201-203.

Battlehner. — *Verhandl. der Deutsch. Gesellsch. für Gynaekol.*, 1er congrès, p. 222 et suiv.

Boston med. Journal. — Laparotomy for tubercular peritonitis, t. CXVII, 1887, p. 517.

Bampton. — Case of tubercular peritonitis. Plymouth and Devonport medical Society, décembre 1887. *The Lancet.* 7 January 1888, p. 21.

Boerner. — *Wiener med. Presse*, 1887, n° 4.

Bradfort (E. H.). — Voyez *Morrill*.

Cabot (A.-T.). — Cases of laparotomy for tubercular peritonitis. *Boston med. and surg. Journal*, CXIX, 121-123.

Cadet de Gassicourt. — Tuberculose pulmonaire avec péritonite

(1) N. B. — Dans cet index nous n'avons signalé que les thèses, mémoires ou communications ayant trait à l'intervention chirurgicale dans la péritonite tuberculeuse en particulier. Pour toutes les autres indications bibliographiques relatives à la péritonite tuberculeuse, et au traitement chirurgical de la péritonite en général nous renvoyons aux traités spéciaux, articles de dictionnaire, etc., et à la thèse d'agrégation de Truc.

suppurée prise pour une collection hépatique. Soc. méd. des Hôpitaux, 10 décembre 1886, in *Semaine médicale*, p. 522.

Campana (A.). — Laparatomia in un caso de peritonite tubercolare (*Raccoglitore med. Forli*, 1888, 5e sér., VI, 102-115).

Carre (d'Avignon). — Observation de laparotomie pratiquée chez une personne tuberculeuse. *Assoc. franç. pour l'av. des sc. Congrès de Toulouse*, 1887, p. 303.

Caspersohn. — Zur Laparotomie bei Bauchfell tuberculose. *Mitth. für den Ver. Schleswig. Holst. Aertz*. Kiel, 1888, 178-182.

Ceccherelli. — La laparatomia nella peritonite tuberculare. *Gazz. d. ospit., Milano*, 1887, VII, 577, 585.

Ceccherelli. — De l'intervention chirurgicale dans la péritonite tuberculeuse. Sixième réunion de la Société italienne de chirurgie, in *Semaine médicale*, 1889, p. 129.

Clarke (T. K.). — Case of tubercular peritonitis cured by washing out the abdominal cavity with a one per cent. solution of carbolic acid. *Brit. med. Journ.*, 1887, II, 996.

Dorr (R C.). — A case of chronic circumscribed peritonitis with effusion, treated with incision and drainage. *Tr. M. Soc. Arkansas*, Little Rock. 1888, p. 79.

Dohrn. — *Deutsche med. Wochenschr.*, 1869.

Elliot (J. W.). — Tuberculosis of the peritoneum; evacuation of ascites by laparotomy; cure. *Boston med. and surg. Journal*, 1888 CXVIII, 472.

Esmarch (cité par Kümmel, *loc. cit.*, p. 45). — *Wiener med. Wochenschr.*, 1887.

Fehling. — Beiträge zur Laparotomie bei Peritoneal tuberculose. *Corr. Blatt. für Schweiz. Aertze*. Basel 1887, XVII, 610-616.

Frommel. — *Verhandlungen der Deutschen Gesellschaft für Gynäkologie*, 1er congrès, p. 222.

Goodall (W.). — Chronic peritonitis with pseudo-membranous exsudation, ascites and matting together of the intestines, simulating a tumor; laparotomy. *Univ. med. Mag. Philad.*, 1888-1889, I, 215, 220.

Graefe. — *Verhandl. der Deutsch. Gesellschaft für Gynækologie*. 1er congrès, p. 222. et suiv.

Homans (J.). — Cité par Kümmel, *loc. cit.*, p. 45.

Homans (J.). — Laparatomy of tubercular peritonitis. Two cases of laparotomy for ascites caused by tubercular peritonitis ; both cured. *The Lancet*, 1888, I, p. 268.

Hegar. — *Genital tuberculose des Weibes*, 1886.

Hirschberg. — *Verhandlungen der Deutschen Gesellschaft für Gynækologie*. 1er congrès, p. 228 et suiv.

Heydenreich. — La laparotomie dans la péritonite tuberculeuse. *Semaine médicale*, 1888, p. 473.

Hofmokl (?) Cité par Kümmel, *loc. cit.*, p. 44.

Iversen (A.). — Peritonitis tuberculosa ; laparatomia. *Gynæh. ogobst. Medd., Kjobenh.*, 1888, VII, 140-144.

Jeannel. — Salpingite tuberculeuse à forme kystique. *Ass. franc., pour l'avanc. des sc. Congrès de Toulouse*, 1887, p. 308.

Jacobi. — *Med. News*, 13 février 1886, p. 152.

Kovács (J.). — Gyógyászat, 1887, n° 52, *Pest. med. chirurg. Press. Budapest*, 1888, XXIV, 69, 71 (Traitement de quelques maladies par la laparotomie).

Kümmel. — Ueber Laparotomie bei Bauchfelltuberculose. *Archiv. f. Klinische Chirurg., Berl.* 1888, XXXVII, 39-52.

Knaggs (L.). — Case of tubercular peritonitis treated by laparotomy and Washing out. *Brit. med. Journ.*, 1887, II, 995.

König. — Ueber diffuse peritoneale Tuberculose und die durch solche hervorgerufenen scheingeschwülste im Bauch, nebst Bemerkungen zur Prognose und Behandlung dieser Krankheit. *Centralblatt f. Chirurg.*, 1884, n° 6, p. 80 et suiv.

Kappeler. — *Obs. de péritonite tuberculeuse guérie par la laparotomie*. Citée par Kümmel (*loc. cit.*, p. 45).

Kaulich. — Klinische Beiträge zur Lehre von der tubercul. Perit. *Prag. Vierteljahr.*, II, 36.

Ludlam (R.). Tubercular peritonitis and the abdominal section (*Clin. Chicago*, 1888, IX, p. 97).

Lindfors. — *Hygiea*, 1886, t. 48.

Launois. — *France médicale*, 1882, t. II, p. 25.

Letiévant. — Communication orale citée dans la thèse et le mémoire de Truc (*Montpellier médical*, 1887, p. 137.

Mc Murtry (L. S.). — The treatment of peritonitis by abdominal section ; some illustrative cases. *Ann. Gynæc. Bost.*, 1887-88, I, 541-547.

Morrill (F. G.) **and E. H. Bradford.** — Tubercular peritonitis, apparently cured by laparatomy. *Boston, med. and surg. Journ.*, 1888, CXIX, 534.

Meinert. — *Verhandlungen der Deutschen Gesellschaft für Gynækol.*, 1er Congrès, p. 222 et suiv.

Martin. — Ibid.

Mikulicz. — Cité par Kümmel (*loc. cit.*, p. 45).

Marsh (H.). — A case of tubercular peritonitis treated by laparotomy and drainage. *Tr. Clin. soc., Lond.*, 1883, XXI, p. 288-290.

Olshausen. — *Verhandlung. der Deutsch. Gesellsch. f. Gynækologie*, 1er Congrès, p. 222 et suiv.

Naumann. — Fall von tuberc. perit. behandl. med. Laparotomie. *Centralbl. f. Chirurg.*, 1886, no 2, p. 30. *Hygiea*, 1885, t. XLVII. Fasc., 10.

Pribram (A.). — Ueber Therapie der Bauchfelltuberculose mit besonderer Berucksichtigung der Laparatomie. *Med. Chir. Centralblatt.* Wien, 1887, XXII, p. 580, 592, 604, 615.

Poten. — A case of tuberculosis of the peritoneum cured by laparotomy.(Traduit dans le *Centralbl. für Gynækol.* 1887, XI.) *Pittsburg Med. Rev.*, 1886-1887, I, p. 91.)

Preuss Bilin (von). — *Wiener med. Wochenschrift*, 1887.

Petri (Detmold.). — *Un cas de péritonite tuberculeuse.* Cité par Kümmel, *loc. cit.*, p. 46.

Péan. — *Leçons de clinique chirurgicale*, 1886.

Pepper. — Laparotomy in case of double tubercular pyosalpinx. *The Lancet.* 1er décembre 1888, p. 1065.

Rokitansky (C. von). — Zur Casuistik der Laparotomie bei Peritonitis tuberculosa. *Allg. Wien. med. Ztg.* 1887, XXXII, p. 559.

Roosenburg (D. L.). — Twee gevalle van peritonitis tuberculosan genezen door laparotomie. *Feestbundel a. F. C. Donders*, etc., Amsterdam, 1888, 211-218.

Reeve (J. C.). — Report of a case of abdominal Section for chronic suppurative peritonitis. *Trans. Am. Gynec. Soc.*, 1886. New-York, 1887, XI, 124-137.

Rufino (A. M). — *De la peritonitis y su tratamiento quirurgico.* Buenos-Ayres, 1885. Stilles et Laas, 58, p. in-8o.

Robson (Mayo). — Leeds and west riding medico-chirurgical

Society. — Cases of tubercular peritonitis. *The Lancet*, 1886 p. 728, t. II.

Robson (Mayo). — Two cases of abdominal section in tubercular peritonitis. *The Lancet*, 15 septembre 1888, p. 1170-1171.

Secheyron (L.). — Du traitement chirurgical de la péritonite tuberculeuse; indications et contre-indications. *Nouvelles archives d'obstétrique et de gynécologie*, Paris, 1887, II, 515-528.

Schwarz. — *Wiener med. Wochenschr.*, 1887, n° 13.

Säxinger (Von). — *Verhandl. der deutsch. Gesellsch. für Gynäkologie. 1er congrès*, p. 222 et suiv.

Schmalfuss — Sur un cas de péritonite tuberculeuse traité par la laparotomie. *Comptes rendus de la Société d'obstétrique de Hambourg*, cité par Kümmel (*loc. cit.*), p. 47.

Spillmann et **Ganzinotty**. — Art. Péritonite, in *Dict. encyl. des sc. méd.*, 2e série, t. XXIII, p. 424 et suiv.

Square. — Case of tubercular Peritonitis. Plymouth and Devonport medical Society, décembre 1887, *The Lancet*, 7 janvier 1888, p. 21.

Trzebicky (R.). — Przyczynek do laparotomie w gruz'liczem Zapaleniu Otrzzowny (Contribution à l'étude de la laparotomie dans la tuberculose du péritoine). *Przegl. lek.*, *Krakow*, 1887, XXXVI, 558, 603.

Truc (H.). — De la laparotomie dans les péritonites tuberculeuses. *Montpellier médical*, 1887, p. 131-144.

Truc (H.). — *Traitement chirurgical de la péritonite*. Thèse d'agrégat. Paris, 1886.

Terrillon. — *Leçons de clinique chirurgicale*, 1889. — Leçon *sur le traitement chirurgical de la péritonite* (*péritonite tuberculeuse*), p. 493.

Terrillon. — Leçon sur la salpingite tuberculeuse, in *Bulletin médical*, n° 55, 10 juillet 1889. Traitement, p. 869.

Valerani. — La cura chirurgica della peritonite. *Gazz. de clin. Torino*, 1887, XXII, 323, 332.

Weinstein (N.). — Ueber peritonitis tuberculosa und ihre Beziehungen zur Laparotomie. *Wiener med. Blatt.*, 1887, X, 558.

Van de Warker (E.). — Laparotomy as a cure for tuberculosis of the peritoneum. *Amer. Journal of Obst*, New-York, 1887, XX, 932-941.

Wagner. — Cité par Kümmel, *loc. cit.*, p. 45.

Wells (Spencer). — Cité par Kümmel. — *Tumeurs de l'ovaire*, 1883, p. 110.

Whetstone (Mary Snoddy). — Ovariotomy for double ovarian tumor with tubercular peritonitis. *Bost. med. Journ.*, 1886, p. 1034 et suiv.

IMPRIMERIE LEMALE ET Cie, HAVRE

IMPRIMERIE LEMALE ET Cie HAVRE

www.ingramcontent.com/pod-product-compliance
Ingram Content Group UK Ltd.
Pitfield, Milton Keynes, MK11 3LW, UK
UKHW021227230726
13926UKWH00003B/1278

9 782013 582933